大展好書　好書大展

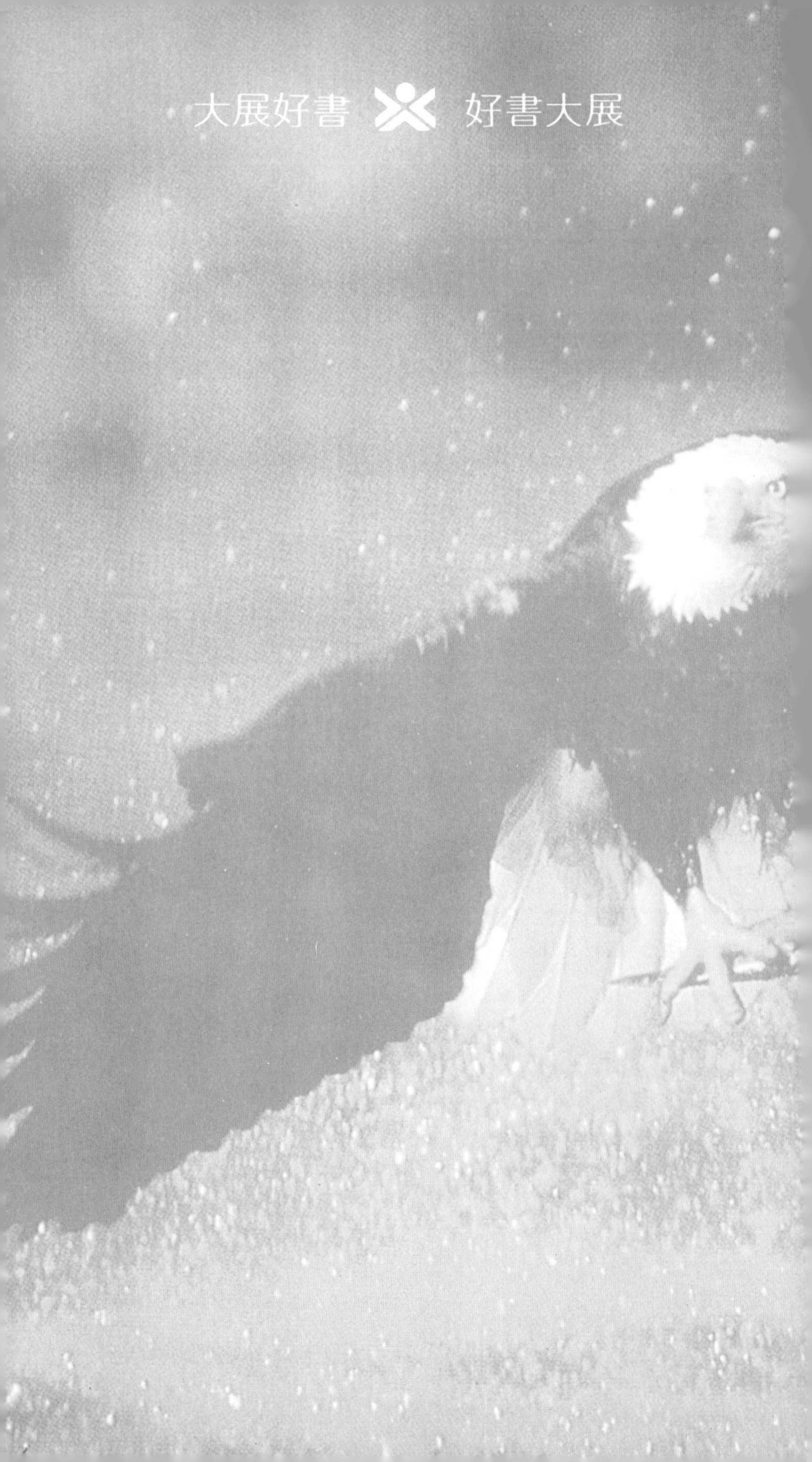
大展好書 好書大展

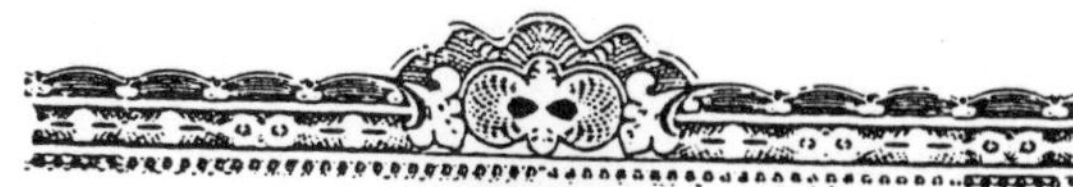

飲料健康法

白鳥早奈英／著
沈永嘉／譯

目錄

第四章　水、紅茶、普通茶——以水、草藥茶、中國茶及日本茶節食

第一章　果　汁

蔬果製成的果汁使人年輕貌美

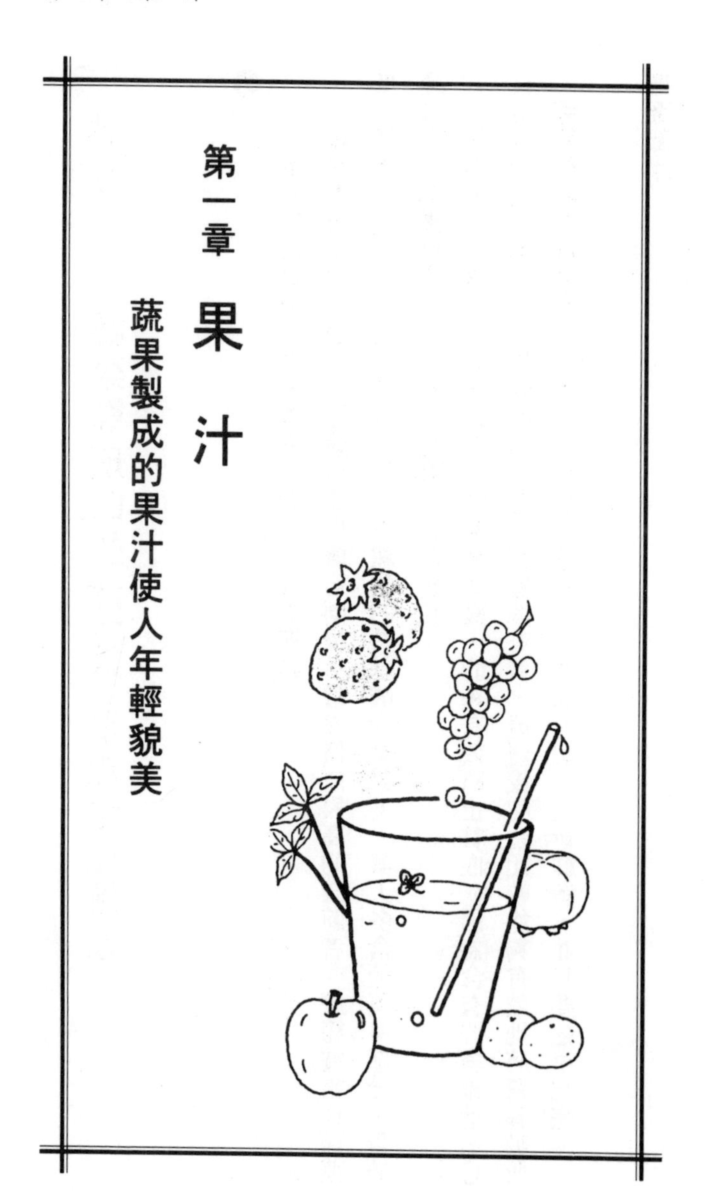

果汁

以蔬菜製成的生汁在今日也生氣蓬勃

●蘆　筍

——蛋白質及維他命含量豐富，對防止貧血有益

●營養及效能　蘆筍有綠蘆筍及白蘆筍兩種，營養價值較高的為前者。蘆筍被當作蔬菜是因其蛋白質較多，其中又以叫做天冬胺酸的胺基酸含量最多。其大多含於菜芽部分，對於身體中的氮素代謝作用扮演了極為重要的角色。

另外，又包含了具有造血作用的某種葉酸，能夠有效防止貧血。因為含有許多維他命C及維他命A，所以將之作成沙拉，配以西餐調味料，燒烤後吃食比較能夠有效地將營養吸收。蘆筍的新鮮度較容易流失，所以必須選擇綠色鮮豔、切口也新鮮者，並且要趁早吃完。

●蘆筍汁

材料（一人份）　綠蘆筍…一百公克，蘋果…五十公克，檸檬汁…一大匙，食鹽少許，水…一五〇cc

作法　①將蘆筍、蘋果及水一起上果汁機攪拌。

②把①內的果汁放入杯中，最後滴下檸檬汁，加入少量的食鹽即可完成。

●秋　葵

——營養豐富的秋葵汁可恢復中暑

●營養及效能　秋葵乃葵科植物，原產地在南美及西印度群島。到菲律賓等熱帶國家去，可以見到三十公分高的秋葵。秋葵特有的黏糊有整腸作用，是因為其含有稱為果膠的纖維及屬於糖蛋白質的黏液素成分所致。而後者又有提升其他蛋白質吸收的功能。另外維他命B_1、B_2的含量也多，而維他命C亦包含少許，所以秋葵對於盛夏的疲勞恢復最為合適。遇到不喜歡黏液的人，可以將之作成果汁或湯飲用便可毫無困難地輕易入口了。

●秋葵汁

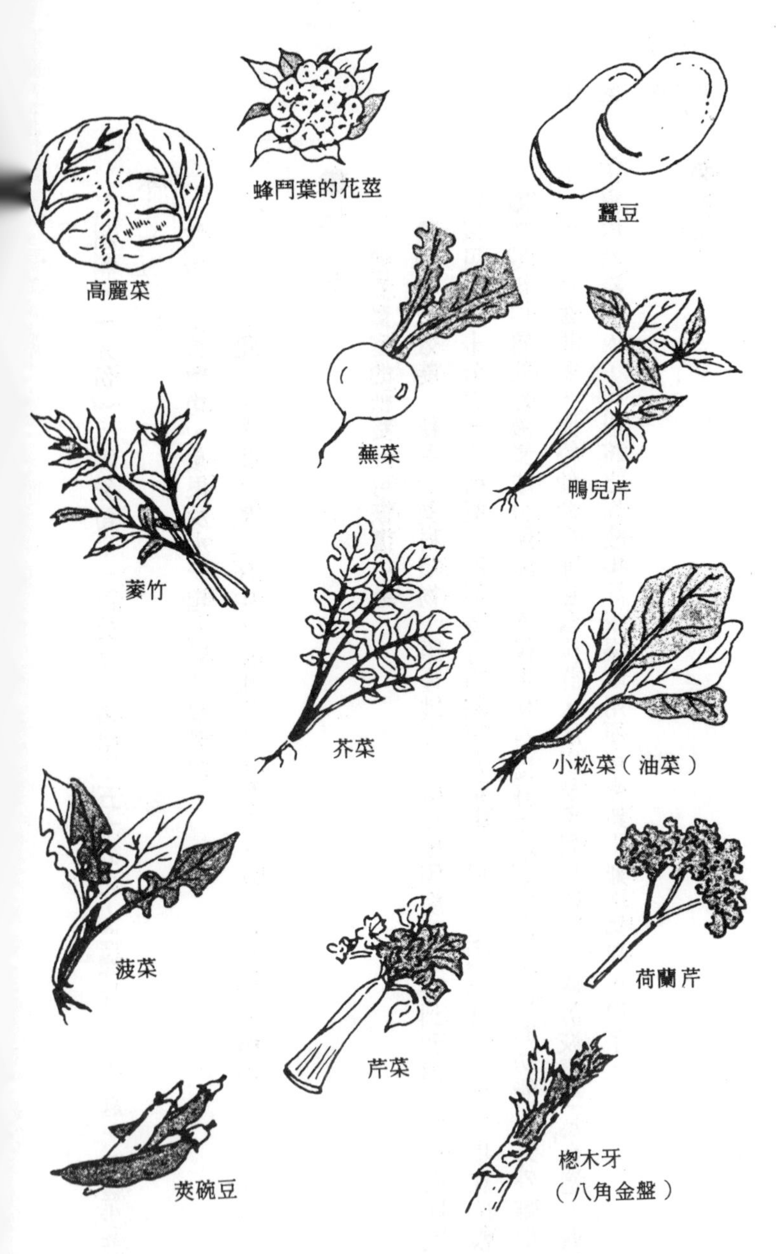

可製成果汁的蔬菜上市期——春

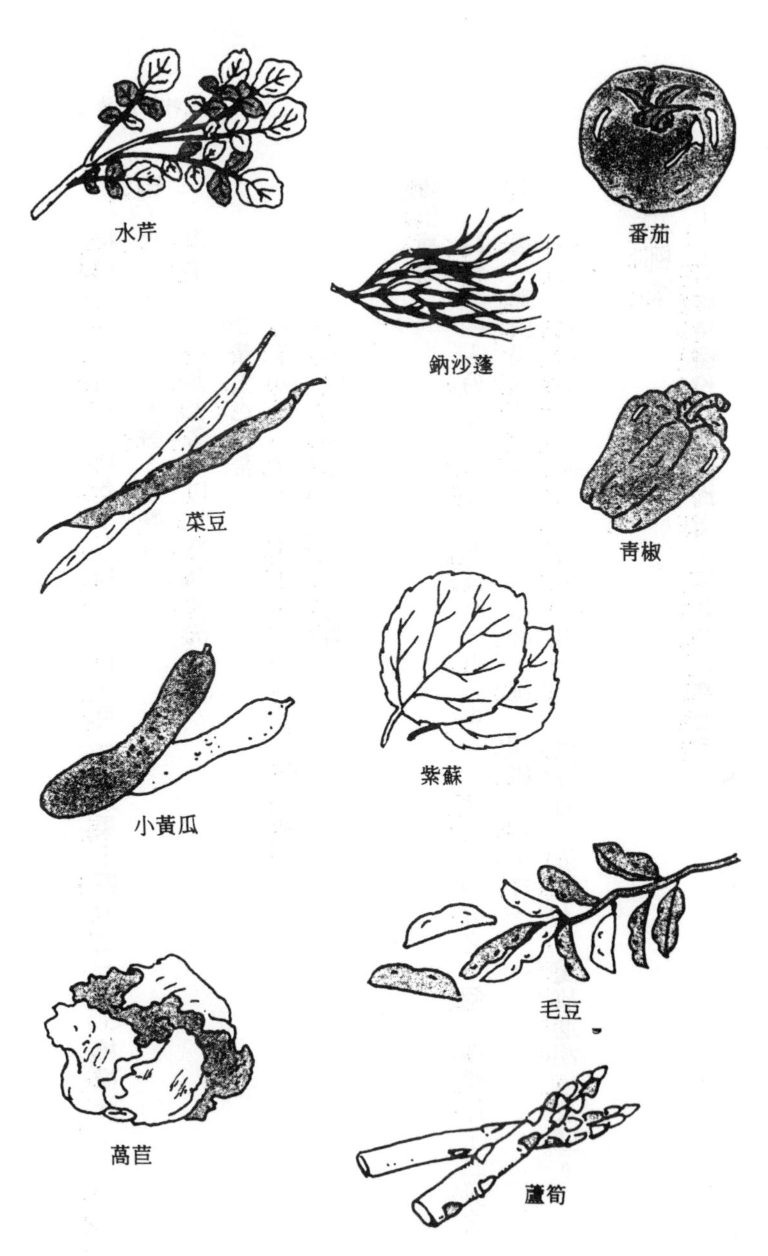

可製成果汁的蔬菜上市期——夏

材料（一人份）　秋葵…五枝（一百公克），蘋果…四分之一個，檸檬汁…二分之一大匙，水…一八〇cc，鹽…少許

作法　①秋葵去蒂，以水略為沖洗。

②蘋果也去蒂。

③將秋葵、蘋果、檸檬汁及水一起上果汁榨汁。

④依個人喜好加入少許食鹽。

●秋葵湯

材料（一人份）　秋葵…五枝（一百公克），蘋果…四分之一個，檸檬汁…二分之一大匙，湯（雞肉湯或柴魚湯）…一八〇cc，鹽、胡椒…各少許。

作法　將秋葵放入溫熱的湯中，再上果汁機打勻，依個人喜愛放進胡椒及鹽。

●花椰菜

——可維持鹽份的攝取均衡，有效防止高血壓

●營養及效能　花椰菜是油菜植物——芥藍菜的變種。因為口味清淡，時常被當作蔬菜料理及肉類的副菜以供食用，比較屬於配角的感覺。但是含有豐富的維他命C、鉀及鈣，為營養價值高的蔬菜。關於維他命C，凡是以檸檬作的果汁及蒸過的花椰菜，都幾乎有相同的含量。尤其菜心部份和其花相比較之下，有兩倍之多的維他命C存在，所以不要輕易浪費。另外，可向喜歡鹽辣食的人推薦花椰菜，因為其可預防高血壓，而花椰菜中的鉀有排除鹽份的功能。喜愛喝啤酒的人，身體中的鉀會隨著尿一同被排出，常吃食花椰菜可將鉀補足。

●花椰菜汁

材料（一人份）　花椰菜…一百公克，蘇打水…八十公克，肉桂…少許，食鹽…少許（依喜好加入甜味亦可以）。

作法　①將花椰菜的花端污垢部份先刮掉。

②將①攪拌成果汁，放入茶杯內，再加入蘇打水稀釋，澆上肉桂。

③灑上少量食鹽。

☆要選擇整株看起來活生生，既漂亮又有份量的花椰菜。

●高麗菜

——能夠使胃腸的功能活潑化，對於潰瘍的恢復也有幫助。

●營養及效能　高麗菜的原產地在歐洲。而日本是在寶永～正德年間（一七〇四～一五）左右被荷蘭人經由長崎傳入。高麗菜有其他蔬菜所沒有的維他命U成份，可幫助身體受傷組織的回復，並具有抑制潰瘍的藥理作用。

高麗菜的美味依其所含的谷氨酸而定，連同具有抗潰瘍性的維他命U，兩者皆有改善胃腸功能的效果。只要吃高麗菜葉一片（大葉）就可攝取到每天所需維他命量的七成。要注意的是，因為維他命U及維他命C都為水溶性，所以在做成高麗菜捲等情況時，湯汁也不可丟棄。為使葉片顯得鬆脆，要注意不可將之長時間浸泡。

●高麗菜汁

材料（一人份）　高麗菜…二百公克，蘋果…五十公克，水…一五〇cc，醋…少量。

作法　①將材料全部上果汁機攪拌。

②將①中的果汁全放入杯中，依喜好加入少量的醋。

●黑　豆

——可排出膽固醇

●營養及效能　大豆常被說成是「田裡的肉」，因為其含有叫做糖膠的蛋白質很豐富，且含有很多植物性蛋白質所易缺乏的必需胺基酸。雖然脂肪含量也豐富，但幾乎都是亞麻仁油酸等不飽和脂肪酸，其成份之一的前列腺素，有擴張血管、降低血壓，促進治療血管傷害的血小板功能。因此被稱為「長壽不老的物質」。另外，脂肪成份中含有稱為菜子甾素的植物性膽固醇，會妨礙導致動脈硬化原因的膽固醇吸收。

另外一大特徵是大豆含有淨化體內的皂素，能分解膽固醇，使血液循環順暢。一般的調理方法是煮豆，而黑豆汁則是老少咸宜，廣受喜愛。

●黑豆汁

材料（20人份）　黑豆…一杯，水…一・五升，砂糖…二杯，枸橼酸…一小匙。

作法　①在鍋內放入黑豆加水以火煮約二十分鐘，關火，再將水及黑豆分開。

②以火煮水加砂糖，待砂糖溶化再切火。

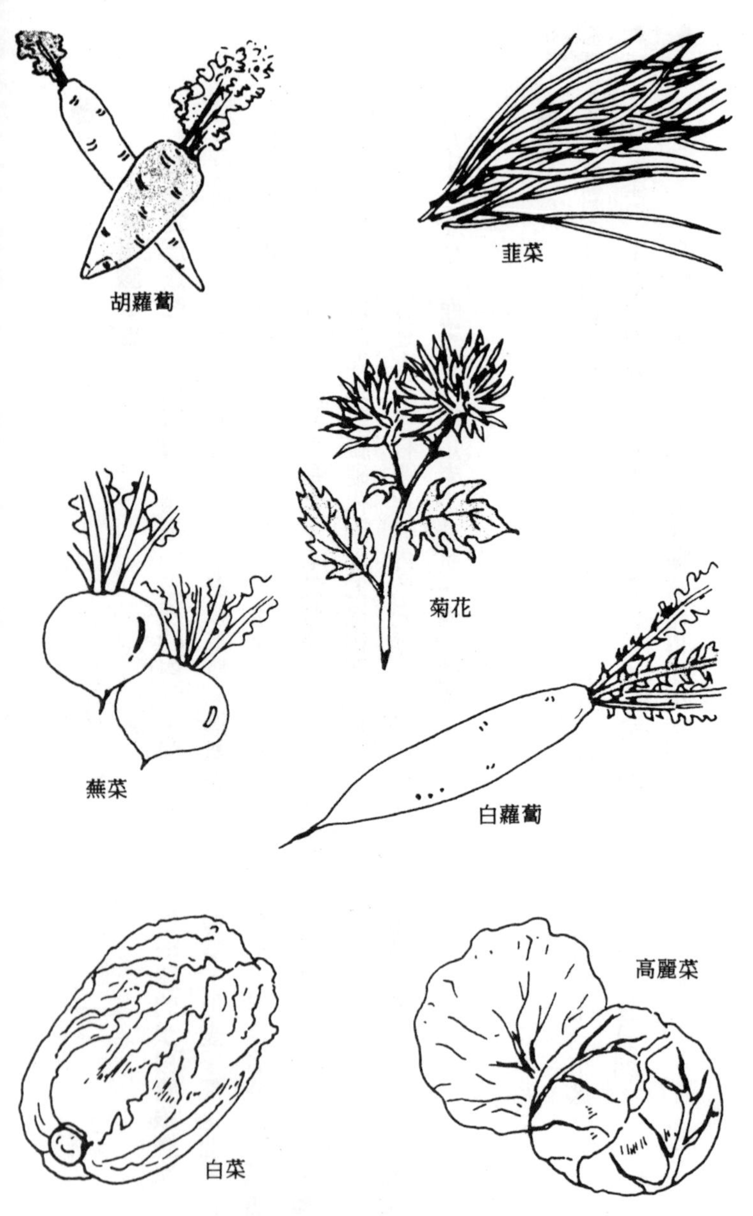

可製成果汁的蔬菜盛期——秋

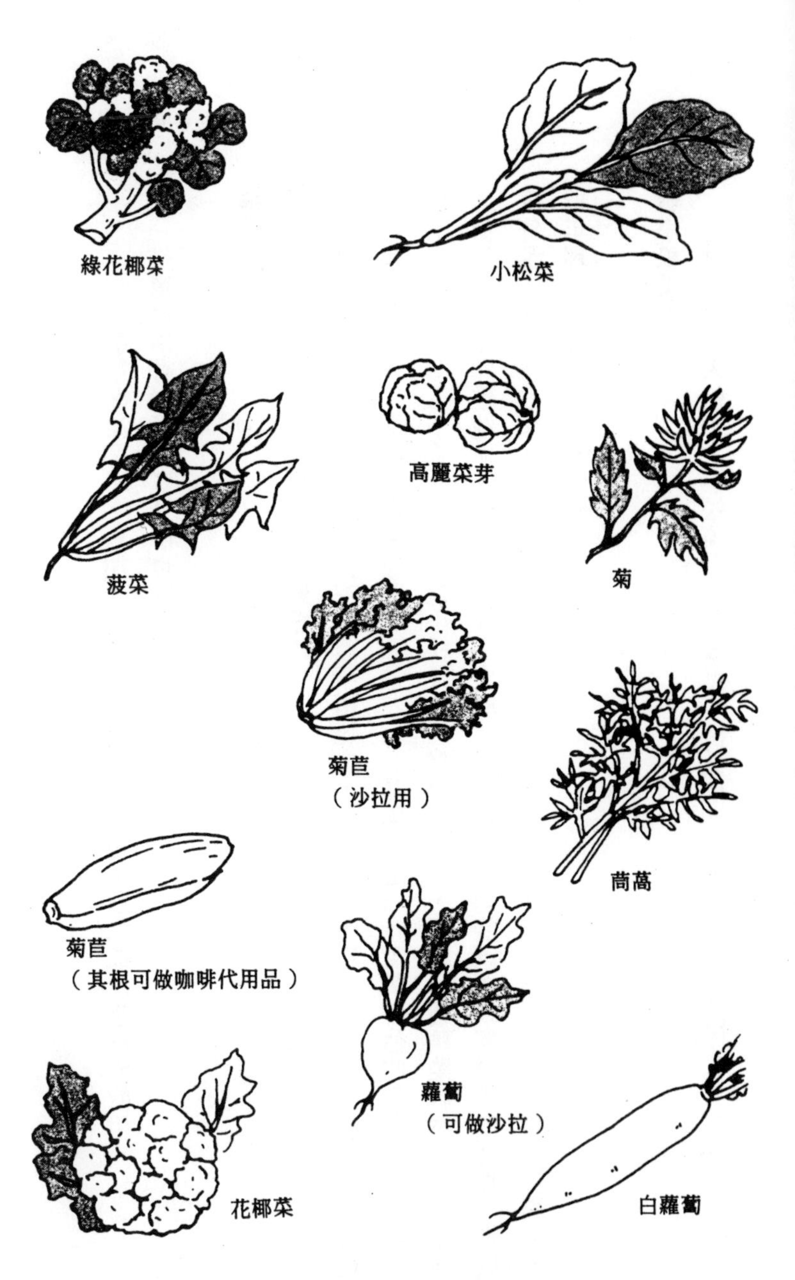

可製成果汁的蔬菜盛期——冬

③等②冷卻了，再加入枸橼酸，倒入約$\frac{1}{4}$杯，以水或汽水稀釋飲用。

☆黑豆本身如果糖煮食用也很好。

●小松菜

——保持年輕的三大維他命含量豐富

●營養及效能　小松菜的存在與菠菜相比之下，比較不明顯，其所含的維他命A及維他命C也較菠菜多，而鈣質含量也為其四倍左右。是需要進一步重新評估的蔬菜之一。三大維他命是指維他命A、C、E。但是小松菜中居然全部都有，所以一種蔬菜居然三樣齊全使得評價甚高。亦即維他命A能強化粘膜及皮膚，而維他命C則能削弱致癌物質的運作，造成肌膚舒張。還有維他命E有抑制帶給身體老化的過酸化脂質功能。這三種維他命會持續使人維持年輕。另外也含有不少鐵份。

●小松菜汁

材料（1人份）　小松菜…一百公克，伊豫柑…五十公克，檸檬汁…一大匙，冷水…

一五〇cc。

作法　①將小松菜好好水洗，置於竹簍上，切成大約三段。
②剝去的皮，和①一同加水上果汁機攪碎。
③將②的果汁放入杯中，再加入檸檬汁。

☆除了伊豫柑以外，用橘子或蜜柑也可以。

●白蘿蔔

——防癌的澱粉酶及木質素含量活躍

●營養及效能　白蘿蔔的原產地是在蘇俄的高加索地區。在『日本書記』中記載著白蘿蔔成為日本料理不可或缺的角色，是因其於一六〇〇年前傳入日本。我們在無意中吃下烤魚必配的蘿蔔泥時，其有效成份於此便顯露無遺。白蘿蔔含有具解毒作用的澱粉酶，可對抗烤魚等焦巴中所含的致癌物質——三肽酶P1。

另外，所含的纖維物質——木質素可以抑制癌細胞的發生。澱粉酶是揮發性質，所以蘿蔔在搗碎成泥時要馬上吃掉。另一方面木質素經過的時間愈久則含量愈多。還有澱粉酶含有幫助澱粉消化的消化酵素，據說蘿蔔對於消化十分良好，其中澱粉酶是不可或缺的。

●**蘿蔔汁**

材料（一人份） 蘿蔔…一百公克，蘿蔔葉…五十公克，蘋果…一百公克，冷水…一五〇cc

作法 ①剝蘿蔔皮，將葉洗淨，和蘋果一同加水，上果汁機攪拌。

②把①中製成的果汁注於杯中，放入冰箱使其更加冰冷。

☆蘿蔔汁儘可能不要加糖飲用。過於辛辣之時可加少許蘋果醋調合。

●大　蒜

——具有超群的營養，也有強壯效果

●**營養及效能**　提到大蒜，不分中外都是營養食品的榜首，這是由於它含有scoludine成份，能使新陳代謝活潑化，把吃下的食物完全燃燒，形成能源。也因為直接刺激了荷爾蒙，所以也有強壯效果。大蒜特有的強烈味道是蒜頭素的關係，具有強烈的殺菌力，一方面殺死沾在食品上的細菌，另一方面則有將人體所需的細菌也呑噬掉的弊害。反正其有毒，也可以當藥吃，所以不要攝取過多。而且空腹生食的話會損胃，長期生食要小心。

●蒜汁

材料（一人份） 大蒜…一片，完全成熟的番茄…一五〇公克，水…一五〇cc，冰…適量，食鹽…極少量。

作法 ①將蒜剝皮、番茄洗淨去蒂。
②將①加水上果汁機，將製成的果汁放入杯中，加冰及食鹽。

☆沒有成熟的番茄時，也可使用市售的果汁。

●青　椒

——既可防止黑斑、雀斑，又可預防中暑

●營養及效能 原產地在巴西。是由發現美洲大陸的哥倫布傳至歐洲。至於日本是由葡萄牙人於西元一五四四年傳來。青椒在青菜少的夏天是貴重的維他命補給能源。食用大一點

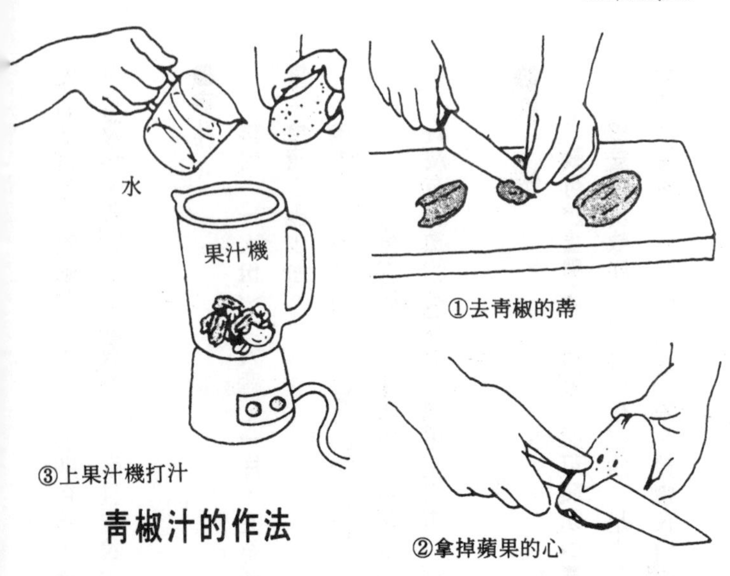

青椒汁的作法

的青椒一個，可以攝取到大人一日所需的維他命C五十公克。這種維他命C是以防止黑斑、雀斑，具有美容效果而知名。它也有加強血管的功能，所以是中年以後的人應充分補給的物質。

青椒也不怕熱煮，可以安心烹調。因為也含有豐富的維他命A，對於治療夏天中暑是最合適的蔬菜。有人不喜歡其獨特的味道，但只要加上蘋果製成果汁就可使味道圓潤，毫無困難地自然飲用了。

●青椒汁

材料（一人份） 青椒…大的一個（七十五公克），蘋果…二分之一個（一百公克），水…一八〇cc，鹽…少許。

作法　①青椒切半，除去種子。

②拿掉蘋果的心。

③將①②加水一起上果汁機攪拌。直接這樣食用也可以，但是加入少許鹽巴亦可。

☆青椒應選擇顏色鮮豔的為主。

果汁

水果果汁使人年輕並且製造美顏肌膚

●鱷梨

——含有防止老化的充分維他命E

●營養及效能 鱷梨被說成是「森林的奶油」一般脂肪很多，但是因為是植物性，所以不必有膽固醇的疑慮，而且防止老化不可或缺的維他命E也含量充足。另外纖維及鉀也很豐富，具有排除身體中多餘膽固醇及鹽份的功能。

此外，蛋白質及色氨酸（tryptophan）、賴氨酸（lysine）等必須胺基酸也多，而維他命B_1、B_2也有，所以對於討厭吃魚肉的小孩及患肝臟病的人最適合。在歐美，鱷梨是最常被食的水果之一，這不外乎是關心健康的他們知道鱷梨為能有效保持年輕的一種水果所致。

●鱷梨果汁

材料（一人份）　鱷梨……二分之一個，檸檬汁……二分之一個，水……一八〇cc，鹽……少許

作法　①去除鱷梨的種子並且剝掉皮。

②將①及檸檬汁和水一同上果汁機打汁。

③依個人喜愛加入少許鹽巴或砂糖亦可。

☆要點　用手先摸摸鱷梨，稍微柔軟的較好。

●草　莓

——是維他命C的女王，能有效預防風濕症

●營養及效能　草莓含有橘子的兩倍以上維他命C，只要能吃五粒中型大小的草莓，就可攝取一日的維他命C充足的必要量。且為一整年上市的水果，不管是溫室栽培或戶外栽培，其本身的維他命含量無多大差異。澆上牛奶的話就變成草莓牛奶，也可補給蛋白質及鈣，很理想。

若是製成果醬，則怕熱的維他命C會消失殆盡，而使用多量的砂糖也會成為過胖的原因。至於擔心自己得了風濕症的人，草莓可以成為可靠的生力軍。這是因為草莓的酸味含有甲

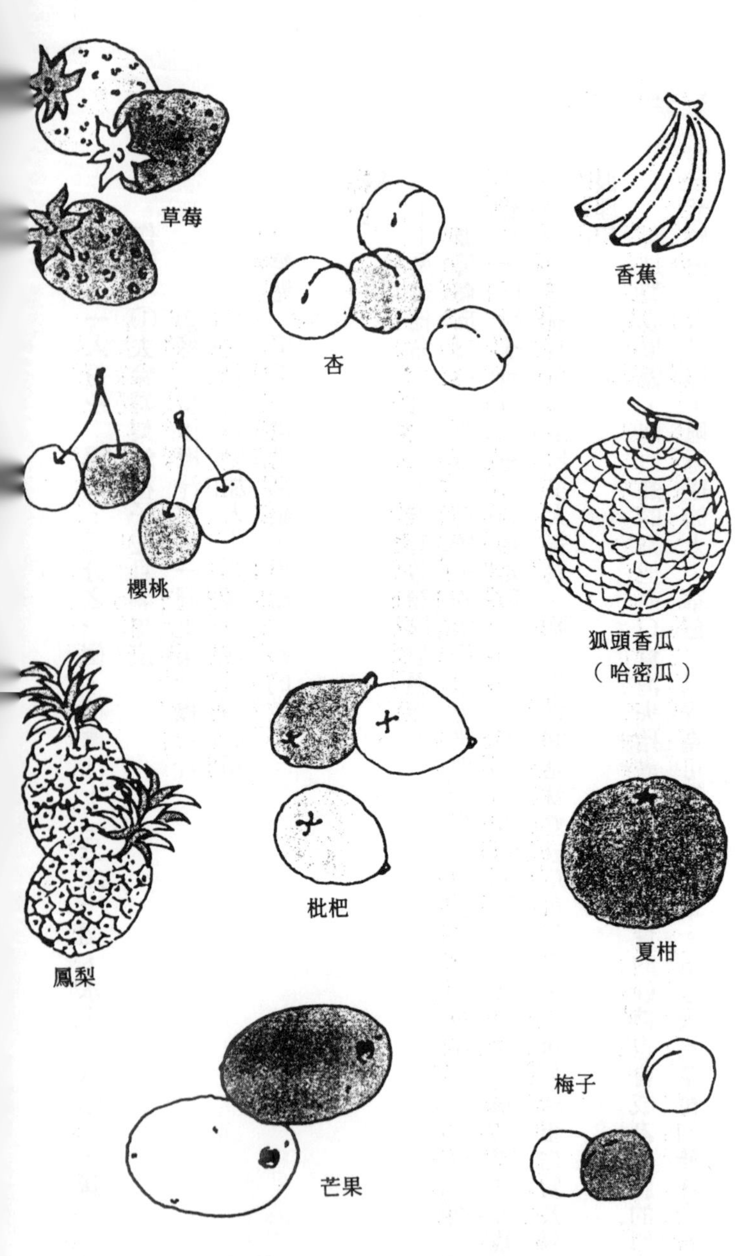

可製成果汁的水果上市盛期——春

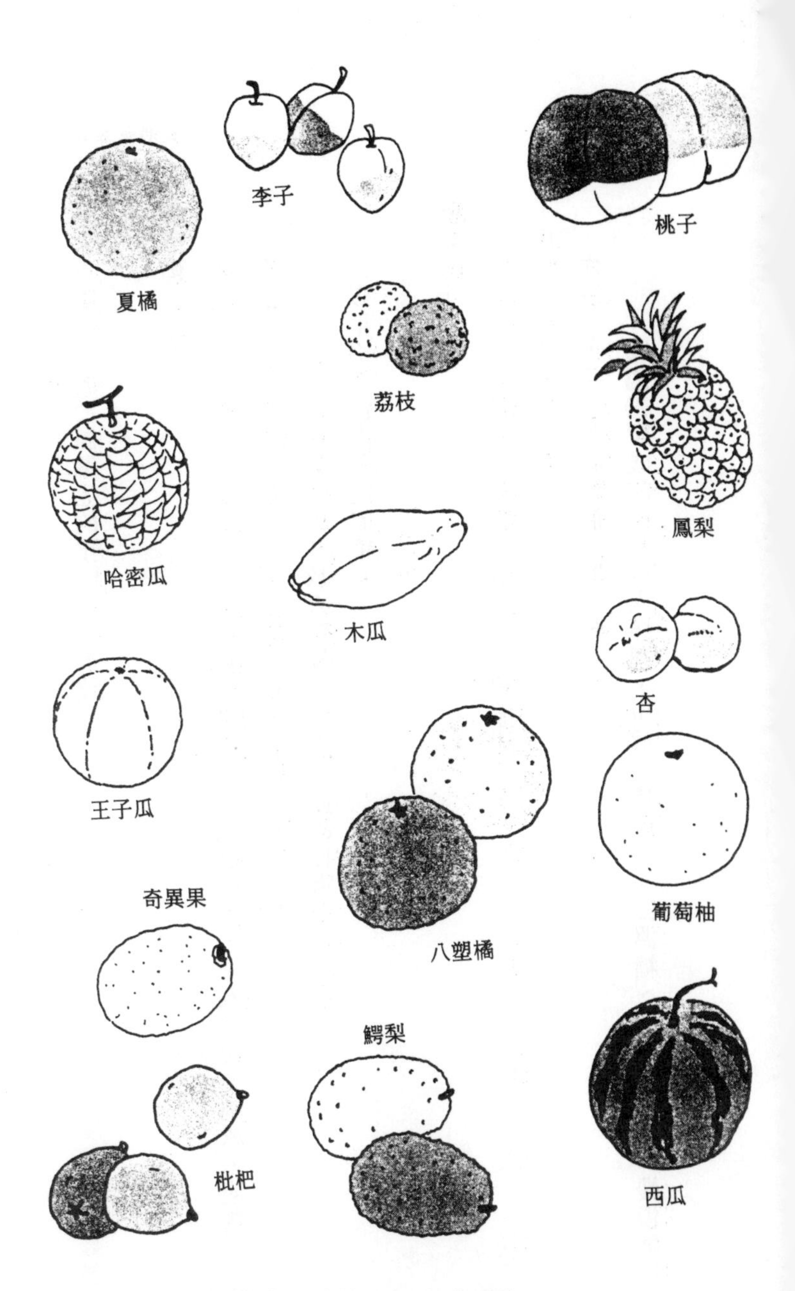

可製成果汁的水果上市盛期——夏

基次黃嘌呤，對於風濕症的預防十分有效。

●草莓汁(1)

材料（一人份）　草莓…一百公克，蜂蜜…一大匙，水…一五○cc，刨冰…適量。

作法　①洗淨的草莓…一百公克、水及蜂蜜一起上果汁機。

②將①製成的果汁放入茶杯，再加入刨冰慢慢攪拌溶合。

☆以牛奶代替水會更健康。

●草莓汁(2)

材料（一人份）　草莓一百公克，檸檬汁…一大匙，三溫糖…一大匙，冰水…一五○cc，白酒…約四分之一杯。

作法　①將洗淨的草莓上果汁機。

②把①製成的果汁放入杯裡，再放入檸檬汁、三溫糖、冰水、白糖，慢慢調拌。

●無花果

——對於防止肝癌效果大。是自古以來廣受親近的藥用植物

●營養及效能　是於江戶時代被傳到日本，聽說是經由絲路，自中國傳來。剛開始是當作藥用，而非食用，連果實的枝葉都利用上了。聽說果實具有喉嚨的止痛及淨血作用、消化作用，如果連葉片一同煎飲的話，也可當瀉藥。

另外，從果實及枝葉分泌的白色液體是痔瘡的特效藥，也有除疣的功用。無花果含鉀及果膠也多，所以可當果醬食用。於一九八八年，根據千葉縣的醫師——東風睦之先生的研究，自無花果中提取的乙醛有預防肝癌的效用，經位於挪威首都奧斯陸的國立癌症研究所證實有效。依相同研究也顯示對子宮癌及淋巴腫也有效用。

●無花果及蘋果的混合果汁

材料（一人份）　無花果…二個，蘋果…二分之一個，蜂蜜…一大匙，水…一五〇cc，冰…適量。

作法　①去無花果皮及蘋果皮，切成適當大小，上果汁機。

夠。

②將①製成的果汁放入杯中，加入水及蜂蜜，以湯匙攪拌使之溶合，再放入刨冰。

☆蘋果以擦菜板擦碎，再以紗布絞汁也可以。至於蘋果要選酸味強的種類，味道比較足夠。

●梅　子

——含有提高肝臟功能的焦葡萄酸，能解除宿醉

●營養及效能　梅子是在奈艮王朝以前經由中國經朝鮮半島傳到日本。在日本有名的古詩集—『萬葉集』中也歌詠當時的梅子因為可作為藥用而廣受親近，自古以來其藥效即受到肯定。梅子獨特的酸味是由於具有枸櫞酸及蘋果酸。其中枸櫞酸含量特多，恢復疲勞的效果也特別大，一被體內吸收就促進新陳代謝，能分解積存於體內的疲勞物質——乳酸。

同時也提高消化液的分泌。容易疲勞的人應考慮到肝臟的問題，梅子當中含有能使肝臟回復正常機能的有機酸——焦葡萄酸。如果飲酒過多或宿醉時，以蘇打水泡梅子汁最適合解酒。

●梅子汁

材料（一人份） 乾梅子（柔軟的）…四個，蘇打水…一八〇cc，蜂蜜…一大匙，檸檬…一片，冰…適量。

作法 ①除去梅子的種子並搓揉。

②於杯內放入乾梅子、蘇打水、蜂蜜，充分攪拌之後放入冰塊。

③於②內放入檸檬片，使之漂浮於上。

☆酒量好的人也可以使用泡在梅酒的梅子解酒。

●奇異果

——製造美麗肌膚的關鍵，便是攝取足夠的維他命C

●營養及效能 奇異果的原產地在中國的四川省。但意外的事實卻顯示了紐西蘭產的奇異果才是日本的主流。奇異果中維他命C的含量多，比起檸檬只差十毫克。我們知道具有代表性的美容維他命C有防止皮膚黑色素發生，美白及保持皮膚彈力的功能。也有的報告說其也含有抗癌物質。因為酸味特強，所以用於製作沙拉或三明治等就可以吃得津津有味。另外

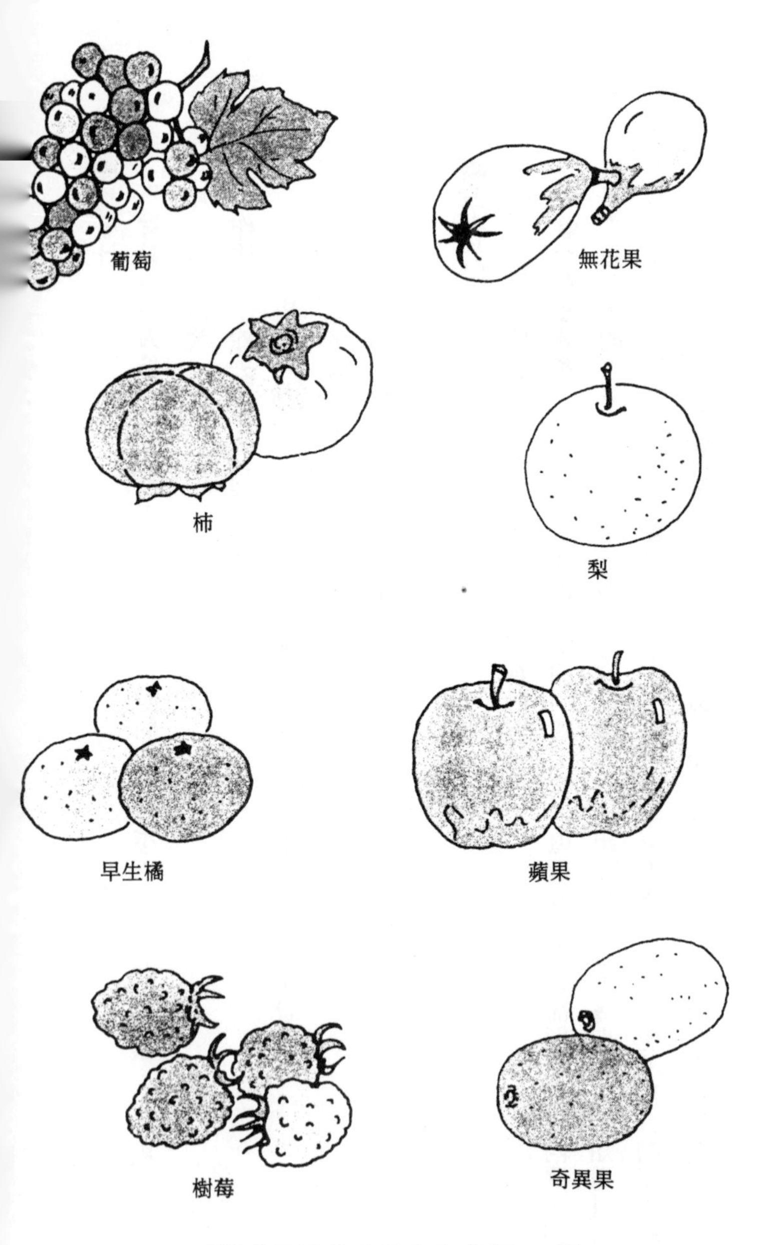

可製成果汁的水果上市盛期——秋

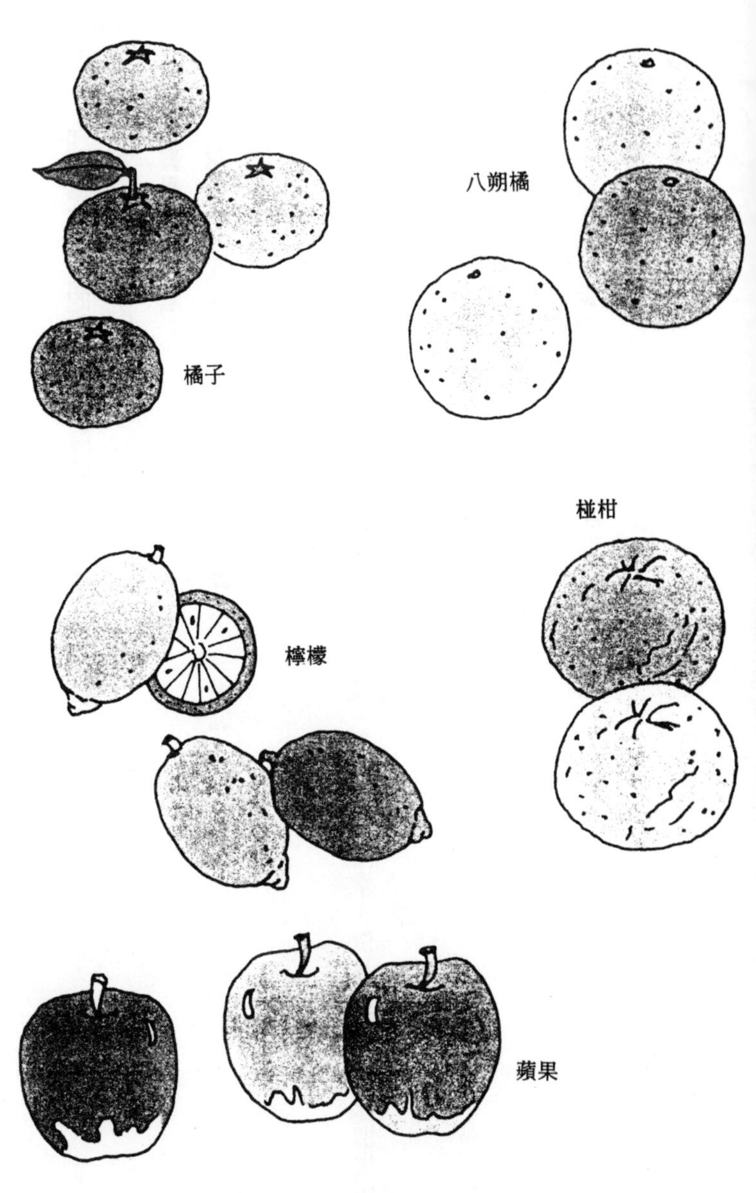

可製成果汁的水果上市盛期——冬

，為了攝取足夠的成份，無論如何還是攪拌成汁最好。

●奇異果的甘露酒

材料（一人份） 奇異果…一個，蜂蜜…一大匙，冷水…一五〇cc。

作法 ①將奇異果的皮剝去。

②把①以篩網過濾，去除種子。

③將②放入杯中，加進蜂蜜充分攪拌後，最後加入冷水。依其喜好加入冰塊也可以。

☆為使好吃，特別推薦請使用冰凍的奇異果。

●葡萄柚

——為卡路里低的水果，於早上吃就可提高食慾

●營養及效能 因為果實在樹上一串串長出，和葡萄一樣，所以取名為葡萄柚。它是早晨餐桌上的常客，有促進食慾的效果，所以可說是一日之始最適當的水果。會令人興奮的一點是比起蜜柑或橘子的卡路里為低，維他命C的含量也較豐富，是作為美容的理想食品。其獨特的酸味是促進新陳代謝的枸櫞酸所致，也含有很多調整血液鹽分的鉀。

一般是將葡萄柚剖成兩半，以湯匙食用。但改製成沙拉或果汁口味也不錯。另外，檸檬或萊姆等柑橘系列的水果含有照射到陽光，肌膚便會變黑的茄鹼，葡萄柚則無此憂慮。

●葡萄柚汁(1)

材料（一人份）　葡萄柚…一個，白酒…適量。

作法　①將冰過的葡萄柚橫切成半，用大型的檸檬榨汁器榨汁。

②將①的榨汁放入杯中，加入少許冰白酒。

☆白酒及葡萄柚的搭配最爲合適。

●葡萄柚(2)

材料（一人份）　葡萄柚…一個，檸檬…一個，蜂蜜…三分之二大匙，冰…適量。

作法　①將冰過的葡萄柚及檸檬橫切兩半，以檸檬壓汁器榨汁。

②將①的榨汁放入杯內，再放進蜂蜜及冰塊。

●西　瓜

——西瓜中的成份——「特殊胺基酸」對於治療高血壓及腎臟病有效

●營養及效能　西瓜的原產地在非洲。於四千年前就已經在埃及被栽種，這從當時的壁畫就看得出來。據說是於日本天正年間由中國傳到日本來，而文獻中在豐臣秀吉時代就有吃西瓜的記錄。於江戶時代，因為西瓜的果肉為紅色，使人聯想到血肉，所以得不到大家的喜愛。其實這種紅色是屬於類胡蘿蔔素系列的菌脂色素，不含維他命A的效果。吃西瓜會常跑洗手間，原因是除了水份以外，其中的鈣也起了作用。另外，又多含了製尿成份的特殊胺基酸——瓜氨酸尿，又有治療腎臟病、膀胱炎的效用。

除此之外，另有排除鹽分的功能，對高血壓的治療頗具效果。西瓜的甜味乃因其含有果糖、葡萄糖，對於恢復疲勞也最佳。但是要注意的一點是，西瓜的皮白部份含抗環血酸，有破壞維他命C的作用，所以千萬不要混入蔬菜沙拉之中。但是如果加入醋的話，就能阻止抗環血酸的運作功能。

●西瓜汁

材料（一人份） 西瓜…一百公克，白蘭地…少量，蜂蜜…二分之一大匙，水…一五〇cc，冰…適量。

作法 ①西瓜加水及蜂蜜合上果汁機攪拌成汁。

②將①倒入杯中，放進冰塊，再加少量白蘭地。

☆以白葡萄酒代替白蘭地亦可。

●木 瓜

——依靠酵素的功能促進消化吸收，含有充分的維他命C

●營養及效能 木瓜含有十分足夠的優越營養素。其中維他命C成份多，只要吃半邊的木瓜就可攝取一日的必要量。

另外，木瓜含有叫做木瓜酶的酵素，能分解所有蛋白質，促進消化吸收的順暢。所以，對於胃弱及好肉食的人而言，當作飯後甜點或製成汁飲用都很有功效。

對於壓力大的人，木瓜也值得推薦。有趣的是木瓜酶在不成熟的木瓜中，含量較多。它

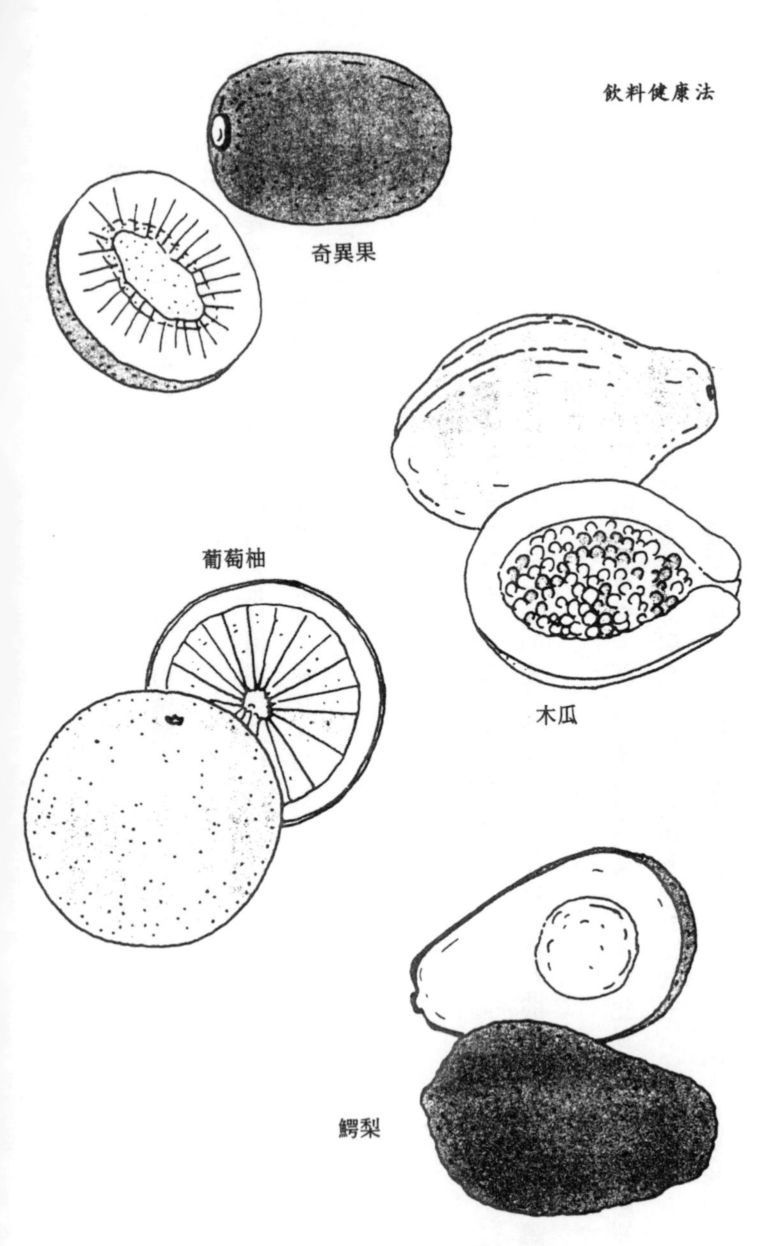

適合製果汁的水果剖面圖

的活用法就是把多筋的肉改為柔軟的上等肉。把切成薄片的木瓜挾在肉中，藉由酵素作用的功能，一會兒就可將肉變柔。另一方面因為木瓜酶怕熱，所以不要加熱。木瓜也含有整腸作用的纖維——果膠，有便秘煩惱的人可藉由木瓜發揮功能，解除煩惱。

●木瓜果汁

材料（一人份）　木瓜…一個，蜂蜜…一大匙，水…一五〇cc，冰…適量。

作法　①除去木瓜的種子，剝皮，將蒽等切片，連同蜂蜜等一起上果汁機打汁。

②於杯內放冰，再將①注入。

☆減少木瓜的量，依個人喜愛增加蛋黃及牛奶，使濃汁味增加。

●香　蕉

——對於補給能源最為理想。適合食量少的銀髮族。

●營養及效能　香蕉的原產地在印度。在穆罕默德的聖經裡記載著：「香蕉是人類最初的食物，也是最早被栽培的植物。」，可見香蕉早就受到很高的評價了。香蕉是在安土桃山時代傳來日本，在當時只有權勢相當者才能吃得到珍貴的香蕉。而在一九四八年由派駐日本的美軍引進來之後，漸漸地一般平民也能吃得到香蕉了。

香蕉的特質在於鉀多，同時具有能源的糖質含量也多。實在最適合食量不大的銀髮族及小孩子。

●香蕉汁

材料（一人份） 香蕉（中等大小）…二分之一根，水…一五〇cc。

作法 ①將香蕉以鋁箔紙包好，放入冷凍室冷藏。

②於①中加水，再上果汁機攪拌。

☆冷凍的香蕉不作成果汁，而依其原樣如冰果霜一般食用也很可口。

●葡　萄

——是效率良好的能源。秘密在於它含有葡萄糖。

●營養及效能 葡萄的原產地在西亞。現在，日本栽培的葡萄為舶來品，是於奈良時代有位名叫行基的和尚在山梨縣的勝沼開始種植。葡萄的獨特甜味源自果糖及葡萄糖。而其中的葡萄糖因為在體內容易被吸收，所以自古以來成為無法進食的重病患者之營養補充劑。這是由於葡萄中含有酒石酸及檸檬酸，能使葡萄糖產生效率良好的能源並使之代謝。

葡萄乾較生葡萄含有十倍以上的鐵份及鈣。只是它的糖質卡路里量也增加到六倍，所以要更小心。另外，亞油酸也不少，能促進腦部功能。

●葡萄汁(1)

材料（一人份）　葡萄…二百克，蜂蜜…一大匙，檸檬汁…一大匙，水…一五〇cc。

作法　①將葡萄洗淨，一粒粒由成串之中取下，用布等拭去水氣。

②將①及其他材料都一起上果汁機攪拌成汁，放入杯內並冷藏。

●葡萄汁(2)

材料（一人份）　葡萄一百公克，蘋果…一百公克，三溫糖漿…一大匙，紅葡萄酒…少量，水…一五〇cc。

作法 ①將葡萄及蘋果、糖漿和水都上果汁機攪拌。

②把①中製成的果汁放進杯內，加入少量的葡萄酒。

●蘋　果

——為食物纖維豐富的水果。有防止動脈硬化及遏止下痢的效果

●營養及效能　蘋果在西方也和東方的桃子一樣，為擁有悠久歷史的水果，從西元前就已經被食用了。後來經過改良再改良，栽培出今日衆多的品種。在奈良時代自中國傳來日本，而在日本正式的栽培蘋果則是明治以後的事。

根據統計，日本東北一帶的人對於鹽分的攝取量多，結果高血壓的發生率也偏高；但是同樣在東北一帶有吃食蘋果的地方，聽說發生率較低。這是因為蘋果中含有鉀成份，能完成身體中排出鹽分的功能。

雖然蘋果幾乎不含任何維他命類，但是相對地含有食物纖維的果膠很多，能促進膽固醇的排泄，對於動脈硬化等成人病頗有效果。

還有，果膠能保護腸壁，有防止下痢的作用。

●蘋果汁

材料（一人份）　蘋果…一個，蜂蜜…一大匙，水…一五〇cc，蘋果醋…一小匙。

作法　①剝除蘋果皮，以擦菜板搗碎，再以紗布榨汁。

②把①放入杯中，加入蜂蜜及蘋果醋，加入水並保持濃度。

☆將蘋果上果汁機攪拌亦可。或以檸檬汁代替蘋果醋也可以。因為蘋果有破壞維他命C的酸化酵素，所以要單獨使用或者加上鹽或醋，以便防止酵素作用。

第二章　湯

——每日喝湯長生不老

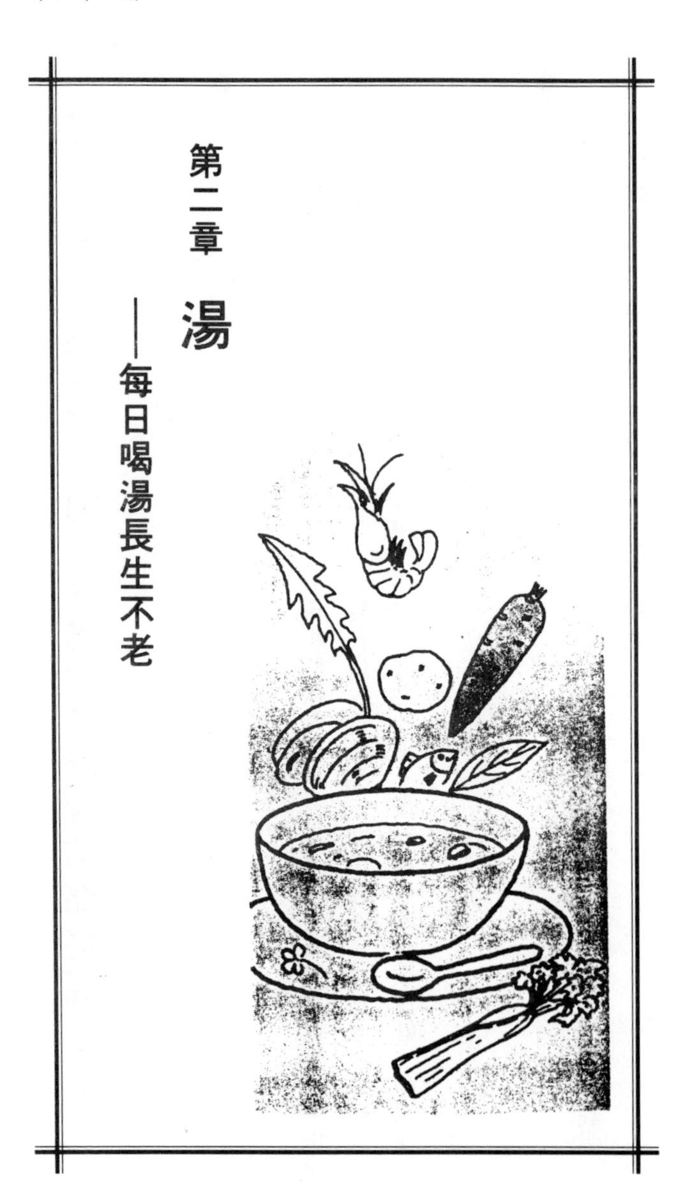

湯

蛋、魚貝類、肉、豆腐的營養價值都很高

●蛋

——是完美無缺的食品，若是加熱處理則消化率高達百分之九十六

●營養及效能　單單一種蛋就擁有十分優越的營養價值。即使只有蛋黃也含有很多卵磷脂、鈣、鐵、維他命A、B_1、B_2、E等。至於在蛋白質食品方面也高達了胺基酸價一百。

這種胺基酸的甲二膦酸很多，有強肝作用及增毛效果。蛋的消化率也很良好，生蛋是六十%，而加熱後則高達九六%。

●碗蒸蛋

材料（四人份）　蛋…二個，生香菇…二朵，鴨兒芹…十枝，太白粉…一大匙，高湯…五杯，料酒…一小匙，鹽…二分之一小匙，醬油…三小匙。

作法　①將蛋打開攪和。

②生香菇去蒂，切成細絲。

③將鴨兒芹切成二公分長。

④在澄清的高湯中放入料酒、鹽、醬油加以調味，再放入香菇，將太白粉加水勾芡放入。

⑤在沸騰③之後，使用空心勺子讓①流進。

⑥以碗盛裝，擺上鴨兒芹裝飾。

●裙帶菜（紫菜）

——礦物質豐富。碘素對降血壓也很有作用

●營養及效能　裙帶菜自古相傳有維護黑髮的作用，對水腫者也很有效，一直被視為健康食品供人食用。根據揣測，秦始皇珍視為長生不老的秘藥可能是裙帶菜這種海草。

裙帶菜含有維他命A、B_1、B_2、碘、鈣、鉀及許多纖維。其中的碘有降壓作用，對於高血壓患者很有效果。也是重要的甲狀腺荷爾蒙成份。

●裙帶菜湯（紫菜湯）

材料（四人份） 乾紫菜…三十公克，雞腿肉…一百公克，蔥…二分之一枝，水…五杯，醬油、鹽、胡椒…各少許。

作法 ①將裙帶菜水洗約十分鐘，再泡於水中，然後切成二公分左右。

②把雞腿肉切細，蔥也切成細絲。

③將鍋內放水沸騰，再將②放入使滾開沸騰，去除灰汁，加入①。

④以少許醬油、鹽及胡椒調味，最後加入切細的蔥絲。

●蛤蜊

——含鐵豐富。有效製造美膚

●**營養及效能** 蛤蜊不管有幾千個，根本找不到完全相同的一對，所以被用來當貝類遊戲。而在喜宴中出現的原因是，由八代將軍德川吉宗為謹告遵守一夫一妻的禮教而發明出來。

蛤蜊的鐵份含量多，有利於建立祥和個性的作用，另外維他命B_2也很多，所以可使代謝活潑化，有效製造美膚。

●碗蒸蛤蜊

材料（四人份）　蛤蜊…八個，樹芽…四枝，清湯…四杯，鹽、淡味醬油…各少許。

作法　①將蛤蜊泡在有如海水成份般的鹽水中，使其吐砂，至於貝殼表面的黏液，必須拿貝與貝相擦，再洗乾淨。

②在鍋內放進清湯及①中的蛤蜊，上中火。煮開後立刻改為小火，去除灰汁。

③在②中加入鹽、淡味醬油調味。

④等蛤蜊開口後，就盛入碗中，添加樹芽裝飾。

☆除了蛤蜊之外，放入季節性蔬菜也可以。也可用柚子皮代替樹芽。

●蝦

——可降低膽固醇的牛磺酸含量豐富

●營養及效能　在喜宴中常見的是蝦。因為蝦是高蛋白質、低脂肪、零糖質的低卡路里食品，最適合節食。能降低膽固醇的牛磺酸含量也僅次於烏賊及章魚。因為蝦殼的鈣份充足，所以小蝦要連同蝦殼一起食用。

●清蝦湯

材料（四人份） 青蝦…八隻，生香菇…四朵，筍…小的一個，莢豌豆…八片，蔥…少許，薑汁…少許，高湯…四杯，鹽、淡味醬油…各適量。

作法 ①青蝦留尾，去頭及泥腸，剝殼灑鹽，加開水使形成生魚片狀。

②將筍切成梳型。莢豌豆去筋，將色彩蒸得鮮艷。生香菇也稍微燙一下。將蔥縱向切細，揉洗之後瀝乾水份。

③在鍋內的高湯中加入少許薑汁、鹽、淡味醬油等調味。

④把①②盛入碗中，再澆上③的熱清湯。配以鴨兒芹增加青味。

●牛臀肉

——想攝取充足鐵份時

●營養及效能 煮湯時依個人喜愛使用牛肉、豬肉、雞肉等。在這兒我來介紹鐵份含量豐富的牛臀肉湯。

提到補給鐵質時，菠菜及肝一般較為人們所知。其實牛肉的各部位中，牛臀肉是僅次於

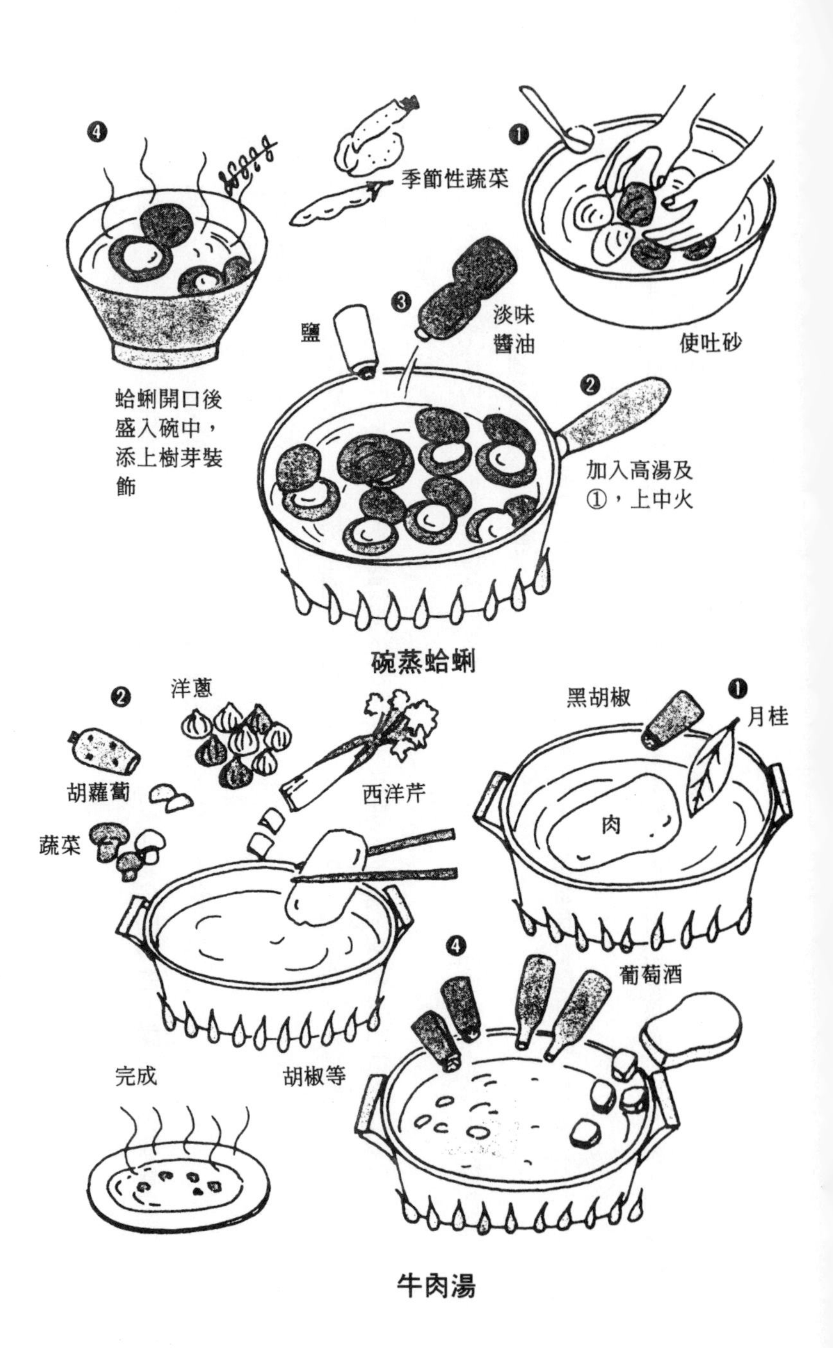
季節性蔬菜
使吐砂
淡味
醬油
鹽
蛤蜊開口後
盛入碗中，
添上樹芽裝
飾
加入高湯及
①，上中火
碗蒸蛤蜊
洋蔥
黑胡椒
月桂
胡蘿蔔
西洋芹
蔬菜
肉
葡萄酒
完成
胡椒等
牛肉湯

肝臟，也含有很多鐵質。加入檸檬及蘿蔔，再透過維他命C的功能，鐵份的吸收會更進一步提高。只是對於得了痛風症的人不能推薦這種含有嘌呤體的肉類。

●牛肉湯

材料（四人份） 牛臀肉…四百公克，西洋芹…一枝，胡蘿蔔…大型的二分之一根，小洋蔥…八個，香菇…四朵，番茄濃湯…五大匙，月桂…一葉，鹽、黑胡椒…各少許，水…六杯，紅酒…適量。

作法 ①鍋內放水，將成塊的肉及月桂、黑胡椒放入，煮開後改為小火，去除灰汁，一邊將肉熬至柔軟為止（一小時）。

②西洋芹切成三公分長，剝去小洋蔥皮，然後削掉紅蘿蔔皮，切成三公分左右的梳型片狀。

③自鍋內將肉取出，放進蔬菜，煮至柔軟為止，再切成適當大小的肉放回鍋內。

④加紅酒，番茄濃湯、鹽、胡椒以調味。

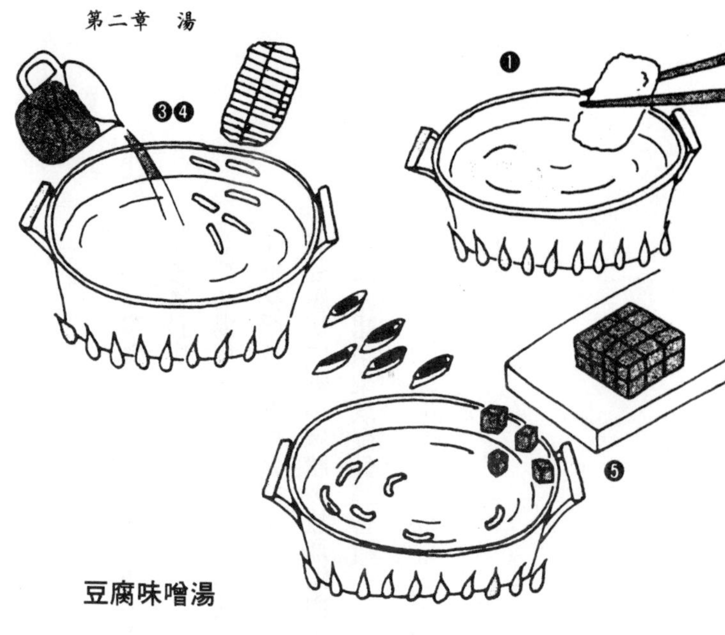

豆腐味噌湯

●豆　腐

——每日飲用含有植物性蛋白質的豆腐味噌湯

●營養及效能　豆腐以其優良的植物性蛋白質被視為健康食品，受人矚目，成為今日全世界健康取向的時代。

據說豆腐是距今二千二百年前由中國的淮南王（劉安）所發明，於奈良朝代傳到日本。其中含有許多鈣、亞油酸及維他命E。豆腐味噌湯對日本人而言，每日飲用也從不厭倦。

●豆腐味噌湯

材料（四人份）　豆腐…四分之一個，油豆腐…一塊，青蔥…一枝，清湯…四杯，味噌（一人份量約梅干大的一個）…十五～二十公克。

作法　①油豆腐燙一下開水，橫向切半後再切細。

②將蔥斜切。

③把清湯放入鍋內上火，放進油豆腐煮二～三分鐘。

④把味噌放入③中調味。

⑤豆腐切成細小塊狀，放進湯內，煮開後再放進蔥。

☆佐料以放入裙帶菜或金針等皆可。

湯　蔬菜湯有利防止各病症及老化

●南　瓜

——有充分的維他命A，能有效預防感冒

●營養及效能　一到冬天就有吃南瓜的習慣，這可說是為健康過冬而代代相傳的先人智慧。南瓜的黃色部份是由胡蘿蔔素引起的，進入體內後就發揮了維他命A的功效。而維他命A可強化黏膜，防止皮膚乾裂及感冒，也可預防夜盲症等眼疾。假如使用油來煮菜，維他命A就更能吸收。

●南瓜濃湯

材料（四人份）　南瓜…四分之一個（二百公克），洋蔥…中的一個（二百公克），奶油…二大匙，清湯…四杯，鮮奶油…二分之一杯，小麵包…二分之一片，鹽、胡椒…各少許。

作法

①將南瓜去籽剝皮，切成細片。洋蔥也去皮切細。

②在鍋中溶化奶油，放入洋蔥、南瓜，慢炒至柔軟為止，放涼後以篩網過濾（加一半的湯上果菜機也可以），再放湯進去保溫。

③麵包切成一公分丁塊，以低溫的油炸成好看的顏色，製成小麵包片。

④在②中加入鮮奶油，以鹽及胡椒調味，加在小麵包上。

●蘑　菇

——含超低卡路里的蘑菇也有預防成人病的效果

●營養及效能　簡單而言蘑菇有各式各樣的種類。在日本及中國，香菇常被作為料理使用。雖然是常年生產，然而在秋天收成的香菇卻是香味最佳。低卡路里，也富含維他命B_2及D，其中稱為香菇嘌呤的成分更可去除壞的膽固醇。另外也有抗癌作用。

●蘑菇奶油白湯

材料（四人份）　生香菇…八朵，香蕈…一百公克，蘑菇…一百公克，奶油…二大匙，小麥粉…三大匙，牛奶…四杯，水…一杯，荷蘭芹…（切細）少許，鹽、胡椒…各少許，高湯精…一個。

作法

①將蘑菇個別去蒂，稍微水洗並瀝乾水份（如果是生香菇，要切成細絲）。
②於鍋內放奶油溶解，將①微炒一下，再加小麥粉拌勻，並且加水。
③慢慢攪拌至形成勾芡，然後去除灰汁。
④以小火加牛奶放入，且放進清湯精、鹽、胡椒以調味。盛於盤裡，再放上荷蘭芹粉末裝飾。

☆蘑菇類不要加熱過度。

●高麗菜

——對胃溫和的高麗菜可以防止胃潰瘍

●營養及效能　高麗菜中的維他命C及U含量多，其中維他命U又是高麗菜所獨特含有的物質。能幫助身體中受傷組織的回復，有抑止潰瘍的效果。這些維他命都是水溶性，所以在煮湯時可以毫不浪費地將營養都攝取。

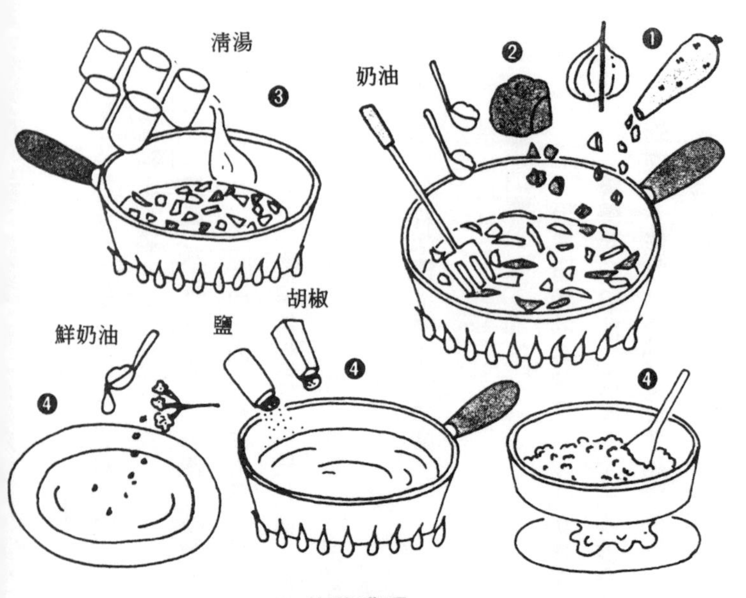

紅蘿蔔濃湯

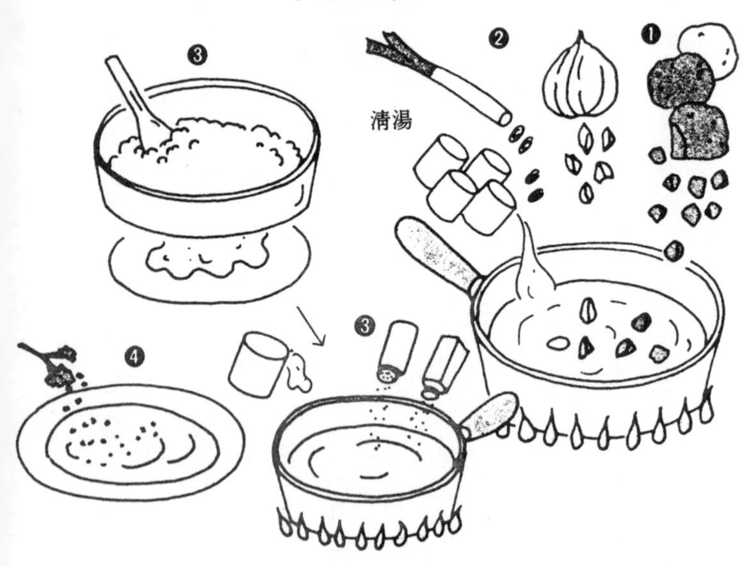

涼馬鈴薯湯

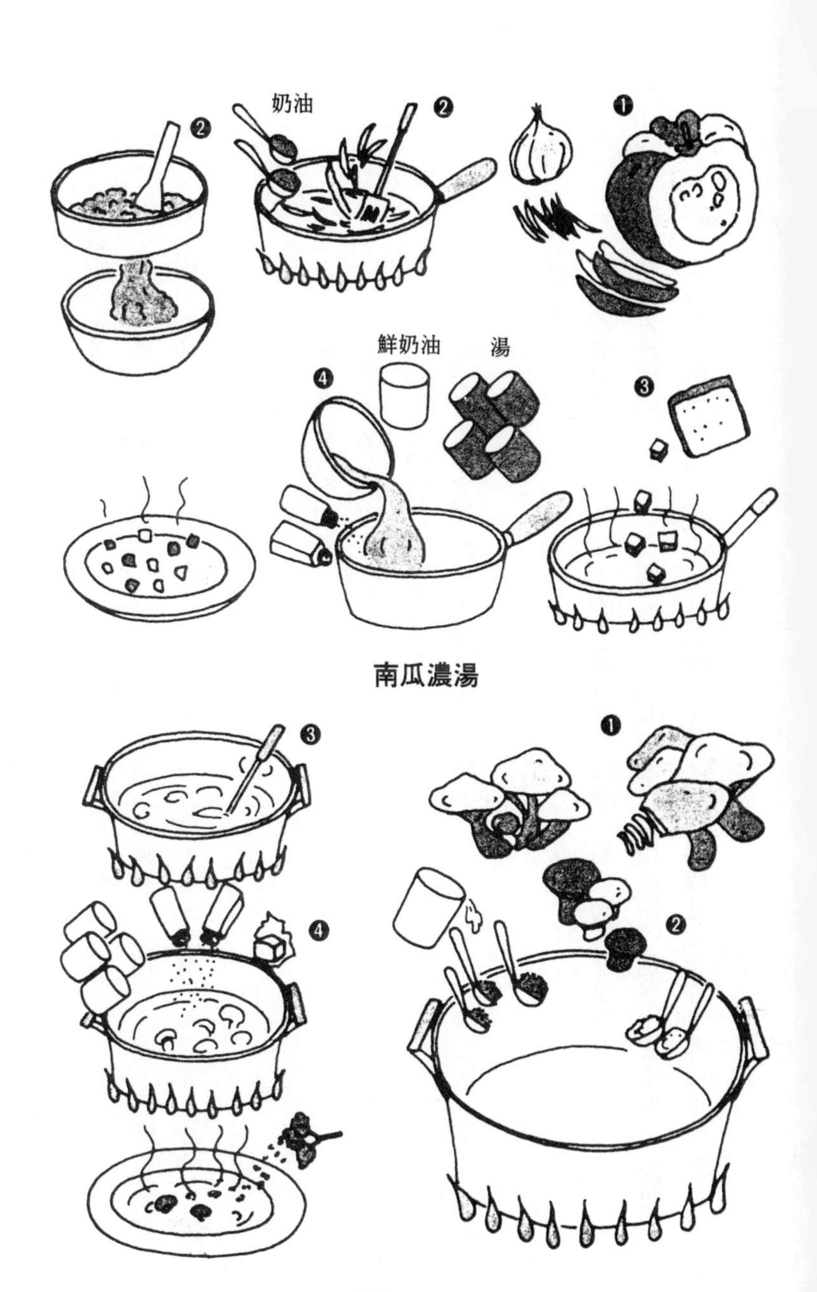
奶油
鮮奶油
湯
南瓜濃湯
蘑菇奶油白湯

●**佐料多的高麗菜湯**

材料（四人份）　高麗菜…二分之一個（四百公克），生豬肉香腸…四條，紅蘿蔔…中的一根，奶油…二大匙，荷蘭芹…少許，清湯…五杯，鹽、胡椒…各少許，月桂…二片。

作法　①高麗菜切成二公分方塊。

②生豬肉香腸熱燙一下。

③紅蘿蔔去皮切粗。

④奶油放入鍋中，炒①及②加入月桂和清湯，滾開沸騰後再加進②，將高麗菜煮約二十分鐘左右至柔軟為止。

⑤小心去除去灰汁，加鹽及胡椒調味。

●馬鈴薯

——對於薯類應該重新評估，因為能治療腎臟病，對於過敏症也有效。

●**營養及效能**　原產地在南美洲。人類中最先食用薯類的是居住於安地斯山脈的印加族人。在今日以歐美為首，成為最受歡迎的蔬菜之一。馬鈴薯含有許多鉀及維他命C，除了高血壓及腎臟病，對於氣喘病及皮膚炎等過敏症都具效果。

●馬鈴薯涼湯

材料（四人份）　馬鈴薯…中的三個（三百公克），洋蔥…小型一個（一百公克），青蔥…一枝（白色部份），鮮奶油…四分之一杯，荷蘭芹…少許，清湯…四杯，鹽、胡椒…各少許。

作法　①馬鈴薯去芽剝皮，也剝去洋蔥皮並切粗，綠蔥要切細。
②將①中的蔬菜放進鍋中清湯裡，煮到柔軟為止。
③把蔬菜撈出以篩網瀝乾。再放回湯內上火，調味之後使涼卻。
④於③內混加鮮奶油，置於容器內。最後將荷蘭芹切細使漂浮裝飾。

●洋　蔥

——洋蔥的刺激成分扮演著成人病的預防及恢復疲勞的角色

●營養及效能　在營養成分方面，洋蔥的糖質多，而其刺激成分硫化丙烯是屬於水溶性，可提高維他命的體內吸收，促進利尿及排汗。另外能消除肉臭，和維他命B_1多的豬肉互相搭配煮食，則效果尤其大（硫化丙烯為水溶性，要注意不要泡水太久）。對於成人病的預防及恢復疲勞很有益處。

●洋蔥湯

材料（四人份） 洋蔥…中的四個（六百公克），奶油…三大匙，清湯…六大杯，麵包…四片，乳酪…少許，鹽、胡椒…各少許。

作法 ①除去馬鈴薯芽並削去皮，切為兩半再側向切薄。

②鍋內放奶油溶解至成為茶褐色再慢炒洋蔥。

③於②中加入溫湯，偶而除去浮油及灰汁。上小火約三十分鐘。

④將麵包做成土司。

⑤把湯注入容器中，再放入麵包使之漂浮，然後放上乳酪裝飾。

⑥把⑤放進較深的容器裡，再置於烤箱燒烤（一八〇℃）約二十～三十分鐘即可。

☆在此也推薦大家加了馬鈴薯的洋蔥味噌湯。

●白蘿蔔

——是天然的消化劑，也有防止癌症的效果

●營養及效能　每個白蘿蔔中占有九三%的水份，並含有維他命B_1、鉀以及名為澱粉酶的酵素。這種酵素有分解抗癌物質的作用及促進消化的功能。另外所含稱為木糖的纖維也能抑制癌細胞的發生。

●蘿蔔泥汁

材料（四人份）　白蘿蔔…三百公克，胡蘿蔔…五十公克，牛蒡…一百公克，長青蔥…二分之一枝，蒟蒻…四分之一塊（八十公克），高湯…四杯，太白粉…三小匙，沙拉油…少許，鹽…少許，淡味醬油…適量。

作法　①將白蘿蔔洗淨，連皮一起搗碎成泥，瀝乾水份。

②胡蘿蔔去皮及牛蒡剝皮再洗，蒟蒻上灑些鹽巴搓揉洗淨再瀝乾水份，各個切成同一大小的薄長方塊。

③在鍋內熱油，把②放入以大火熱炒。

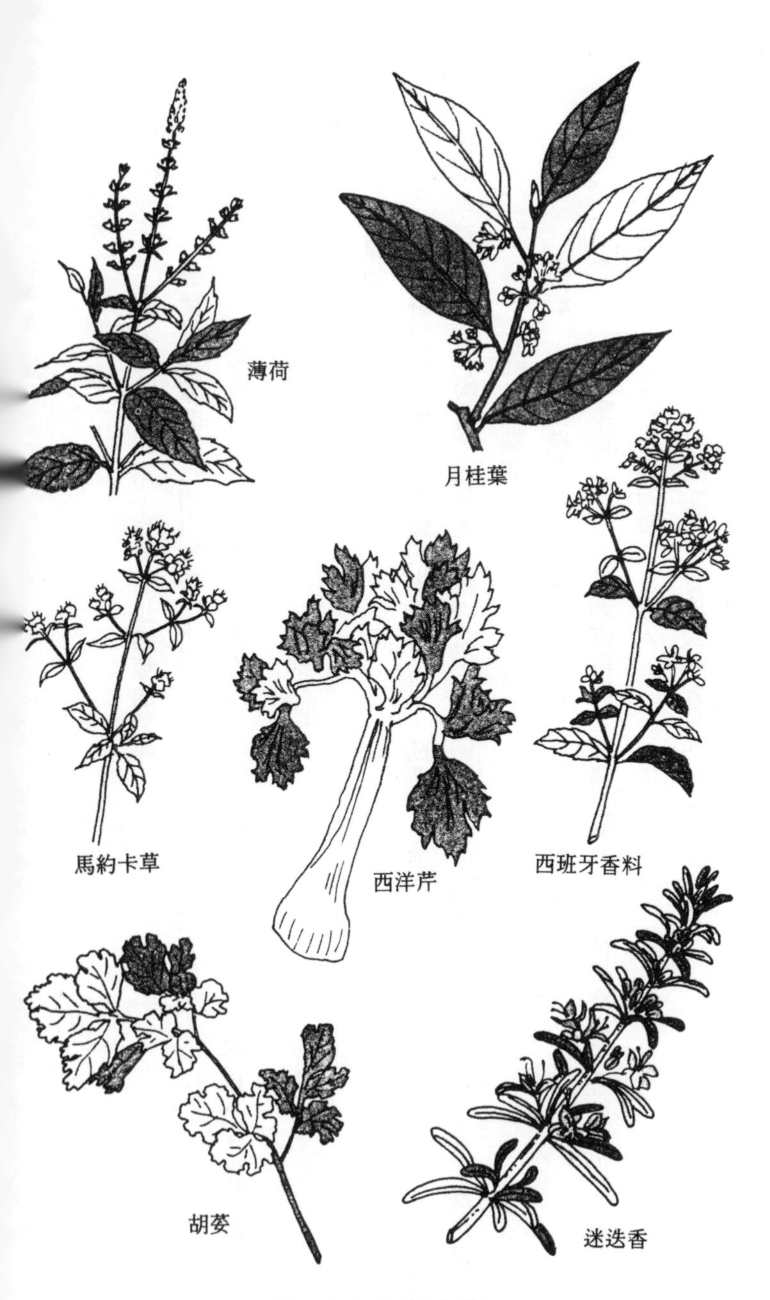

適合作湯的野生草

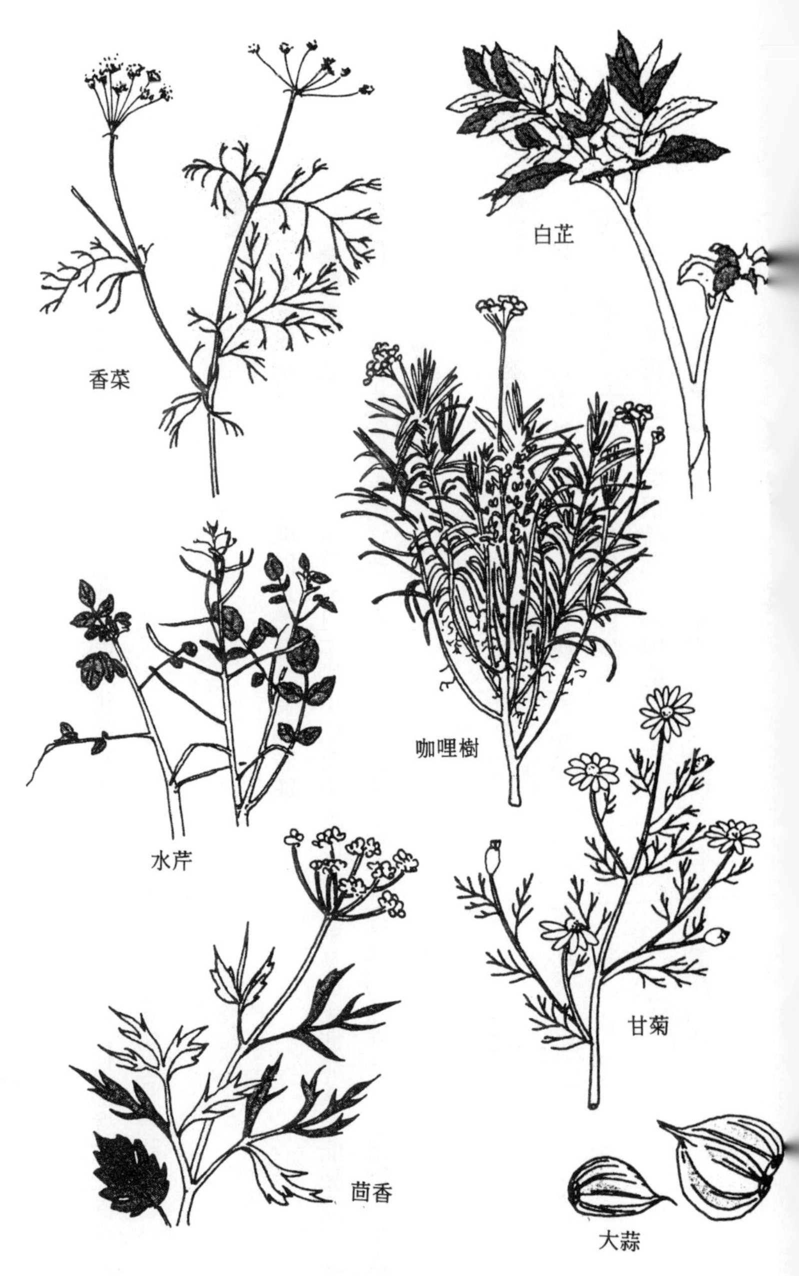

適合作湯的野生草

④於③之內添加佐料，煮開之後改為小火，撈出灰汁，等佐料都煮軟之後再以鹽巴及淡味醬油調味，加入①及水、太白粉勾芡，將青蔥切為圓圈狀。

●青江菜

——有安定精神的功效。能防止感冒及胃腸病症

●營養及效能　為完全定位於日本的中國蔬菜。因為有豐富的維他命A，能製造對身體的抵抗力，可防止感冒及腸胃病。且鈣質含量也多，有安定精神的效果。要活用維他命A等養分以油炒為最佳。

●肉丸青江菜湯

材料（四人份）　青江菜⋯一百株，碎豬肉⋯一百公克，洋蔥⋯二分之一個，太白粉⋯二大匙，清湯⋯五杯，鹽、胡椒⋯各少許。

作法　①青江菜從菜根疏開，側向切半。

②洋蔥剝皮搗成泥，並和碎肉及太白粉、少許鹽相攪拌。

③把湯煮開，用濕湯匙放進湯裡。灰汁要去除乾淨。放入肉丸，待肉丸浮上來後
　再加入青江菜。
④以鹽及胡椒調味。
☆放進燙過的冬粉也可以。

●玉蜀黍
——養分和糙米並論。是能使頭腦變好的穀物

●營養及效能　蛋白質和脂質可與糙米並論。維他命及纖維含量多，而糖質很少，所以令人意外地是低卡路里食品。玉蜀黍的天然黃色可以提起食慾，是由於其中隱黃素的作用，在體內不多，但還是有維他命A的作用。肉類所缺乏的胺基酸亦很豐富，是肉類料理的理想搭檔。

●玉米濃湯
材料（四人份）　甜玉米（奶油霜狀）…中罐一罐，洋蔥…中二分之一個，培根肉…二

片，奶油…二大匙，牛奶…二杯，清湯…二杯，麵粉…二大匙，鹽、胡椒…各少許。

作法　①洋蔥剝皮，搗碎成末，培根肉細切，快速燙過。

②奶油泡於鍋裡溶解，放入①輕炒之。

③放進加熱的牛奶及湯汁，一邊過濾溶於水的太白粉再勾芡。

④以鹽及胡椒調味。

☆放入鮮奶油，以餅乾或玉米片漂浮於上亦可。

●胡蘿蔔

——維他命A的含有量最多。可強化眼睛及喉嚨黏膜

●營養及效能　為原產地在英國的芹科植物。紅色是由胡蘿蔔素所引起且在體內發揮維他命A的功能。這種維他命A的含有量和其他蔬菜相比則值得大寫特寫。其他維他命C和鉀也很豐富。維他命A及C對於癌症的預防有極大的效果。另外，維他命A可以強化眼部及喉嚨黏膜。

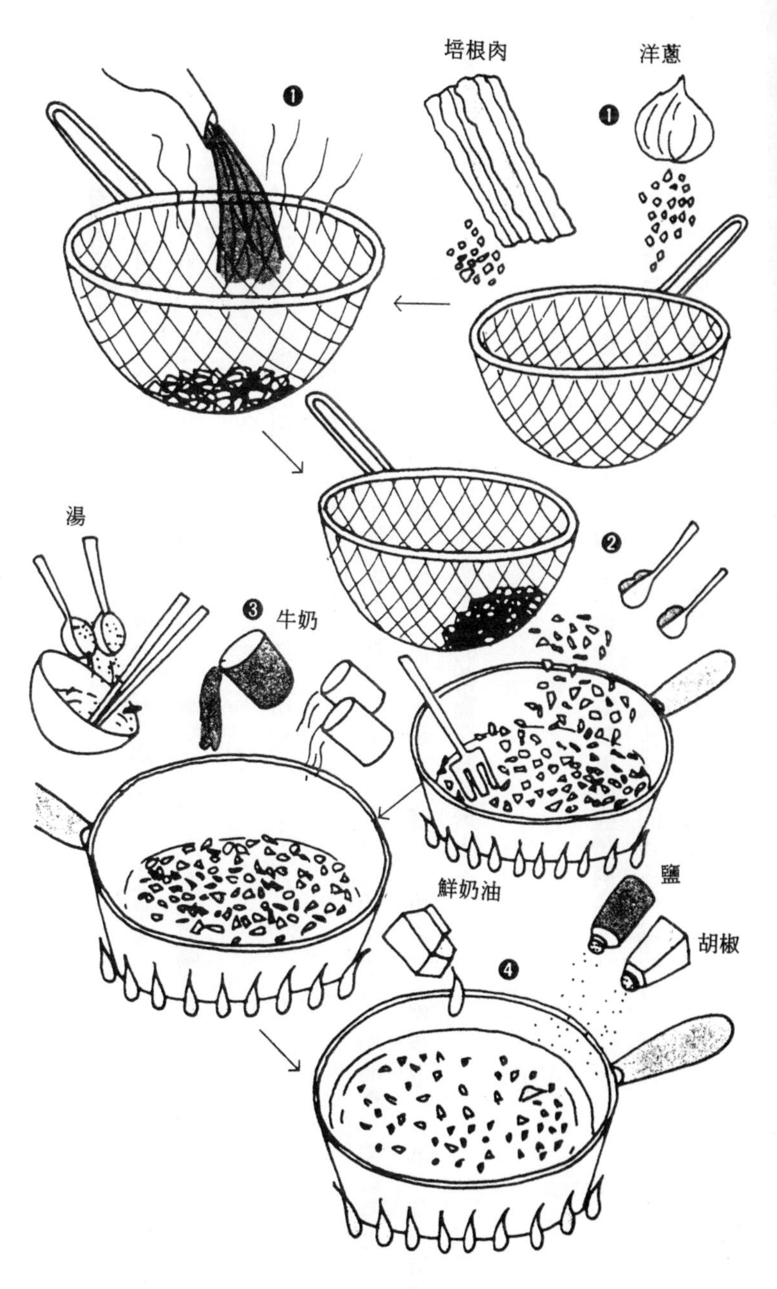

玉米濃湯的作法

●胡蘿蔔濃湯

材料（四人份）　胡蘿蔔一大根（二五〇公克），洋蔥…二分之一個，馬鈴薯…中一個，奶油…二又二分之一匙，清湯…四杯，鮮奶油…三大匙，荷蘭芹…少許，鹽、胡椒…各少許。

作法　①將胡蘿蔔及洋蔥剝皮，然後粗切。

②馬鈴薯也去芽剝皮粗切。

③於鍋中放入奶油溶解，把①及②的蔬菜放入好好炒過，加湯煮至柔軟為止。

④只把③中的蔬菜過濾，再配上湯汁以鹽及胡椒調味，然後放入容器，加上鮮奶油，最後以切成粉末狀的荷蘭芹裝飾於上。

●青蔥韮菜湯

——擁有很多活力元素（硫化丙烯）。對於消除疲勞有益。

●營養及效能　青蔥及韮菜都包含有獨特味道的硫化丙烯成分。這種成分可提高維他命B_1的吸收，有消除疲勞的功能。洋蔥當中也含有這種成分。

青葱分為綠色及白色兩部份，其中綠色部份有維他命A及C，鈣質含量也豐富。作成湯時，不論是青葱或韮菜，火候很快就足夠了，所以以大火短時間煮成是其秘訣。

●青葱海帶絲湯

材料（四人份）　青葱…三枝，海帶絲…少量，蛋…二個，雞湯…四杯，酒…適量，鹽及黑胡椒…各少許。

作法　①青葱細切為三公分的長度。解開纏在一起的海帶絲。
②將雞湯放入鍋內煮滾，以酒、鹽及黑胡椒調味。沸騰後加入①，把打好的蛋迅速溶入。

☆把蛋溶入湯中如果立刻攪拌會引起混濁，必須注意。

●韮菜蛋湯

材料（四人份）　韮菜…一根，蛋…二個，湯…四杯，鹽及胡椒…各少許。

作法　①韮菜切為三公分長，事先打好蛋。

②於鍋中煮開湯，放入韭菜，沸騰之後再加蛋汁，迅速調合。

●白　菜

——能消除致癌毒素，含有鈣質及鐵份

●營養及效能　原產地在中國。是於明治時代傳入日本，所以在日本的歷史意外地短。在營養方面水份占有九六％，也含有維他命C、鈣、鐵。其中的特殊成份氮茚化合物具有製作消除致癌毒素的功能。

●白菜雞肉鬆湯

材料（四人份）　白菜…四分之一粒（三五〇公克），碎雞肉…一百公克，木耳…少許，薑及青蔥…各少許，豬油…二大匙，雞湯…四杯，鹽及胡椒…各少許，酒…適量。

作法　①白菜切根，縱向切為五公分細絲。

②以熱水泡木耳，去蒂洗淨。

③把薑及蔥搗碎成末。

④豬油放入鍋中溶解，以中火炒洋蔥及薑，然後加入碎雞肉，等火候夠了再放入白菜以大火快速炒過之後加湯。

⑤煮開後改為小火，去除湯汁，白菜煮軟後以鹽、胡椒、酒調味。

☆依個人喜愛以太白粉勾芡亦可。而使用豬肉或乾蝦仁代替碎雞肉也很可口。

●菠菜、小松菜（油菜）

——鐵份豐富，可防止貧血。維他命A及C的含量也多。

●營養及效能　為兩者都含有許多維他命Ａ、Ｃ、鈣及鐵份的蔬菜。維他命Ａ可強化黏膜及皮膚，而維他命Ｃ可以削弱致癌物質的作用，降低膽固醇值。例如以涼拌菠菜為例，只吃一人份就能攝取一天所需的維他命Ａ及Ｃ的必要量。如果生吃這些蔬菜就會產生結石，但是若非每日食用三水桶的蔬菜量，就不會有這疑慮了。和油菜（小松菜）相比，菠菜的維他命Ａ及鈣含量也豐富。除此之外，也有許多防止老化的維他命Ｅ。

●青菜湯

材料（四人份）　菠菜…一束（二百公克），洋蔥…中的二分之一個，奶油…一大匙，湯…一杯，牛奶…三杯，麵粉…三大匙，鮮奶油…二分之一杯，小麵包、鹽、胡椒…各少許

作法　①菠菜去根燙成好看的顏色，泡在冷水後瀝乾水份，以篩網過濾。

②洋蔥切薄，用奶油慢炒過，灑入麵粉，加入牛奶和湯，以小火煮二～三分鐘，再以篩網過濾，而後放進鹽及胡椒調味。

③於②中加進①及鮮奶油，將小麵包漂浮於上。

☆小松菜則放入少許鹽巴燙過，而後過程皆和菠菜相同。

●小松菜煮肝臟湯

材料（四人份）　小松菜…四分之一束，肝…八十公克，湯…四杯，鹽…少許。

作法　①把肝泡水除去血腥切薄，小松菜也切成三公分長。

②兩者一起快速燙過，以鹽巴調味。

●豆芽菜

——因為消化良好，值得推薦給胃腸較弱的人

●營養及效能　豆芽精一般是以大豆或綠豆製成。經過萌芽產生維他命C，而維他命B_2也增為數倍。雖然豆芽有八十％～九十％的水份，可是賴氨酸及色氨酸等必須胺基酸也含量不少。還有，轉化酵素及澱粉酶等消化酵素亦多，值得推薦給腸胃弱的人。

●豆芽菜湯

材料（四人份）　豆芽菜…三五〇公克，薑汁…少許，蒜…一片，青蔥…少許，沙拉油…二大匙，雞湯…六杯，鹽、胡椒…各少許。

作法　①豆芽去根，速洗後瀝去水份。

②於鍋內把沙拉油加熱，加入蒜末及①的材料，快速翻炒。

③在②中加入溫熱的雞湯，再以薑汁、鹽、胡椒調味而後熄火。

④盛於湯碗之中，最後放上切成圓圈狀的蔥裝飾。

第三章　自釀的酒

強壯及健康的來源——自釀酒

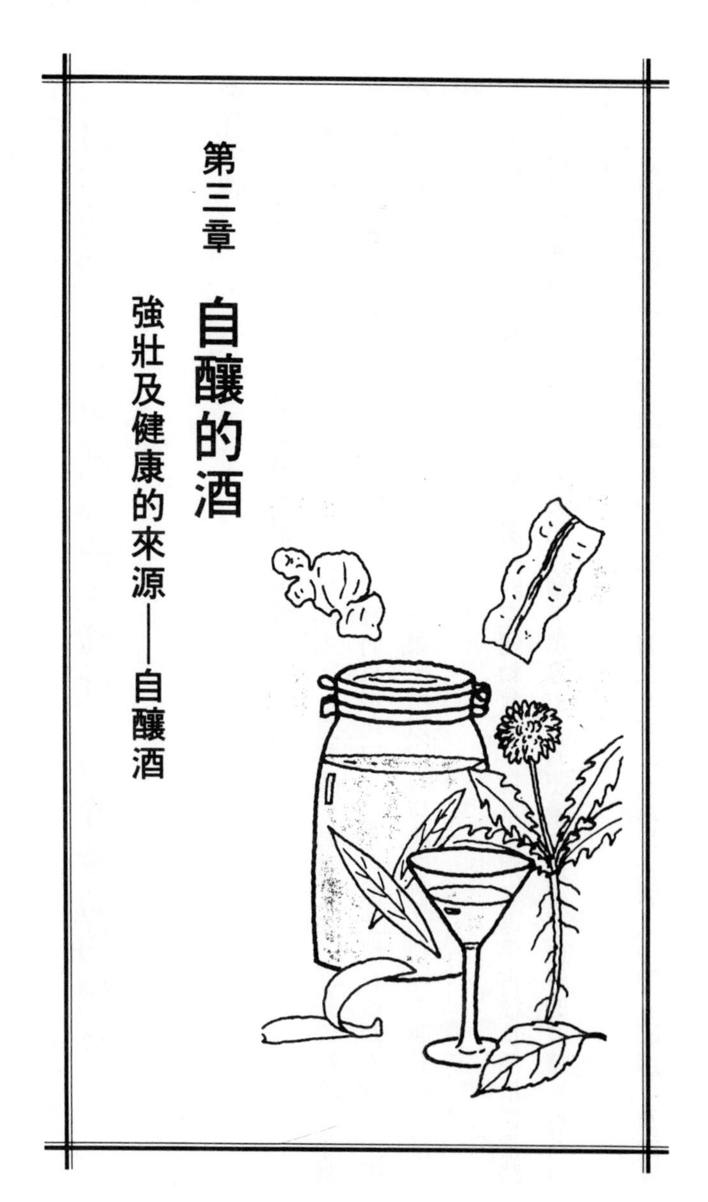

自釀的酒

水果酒為使人強壯，消除疲勞的藥方

●香蕉酒

——為疲勞時的能源，能使身體強壯，消除疲勞並對美容有益。

●營養及效能　香蕉自古即以高級水果知名，一直於探病時被使用，而最近卻是一年到頭不斷上市且堆積如山。雖然吃得輕鬆又便宜而且很可口，但是習慣上沒有幾個人能吃。因為於疲勞時能代替能源，是可以提高精力的水果，所以從今以後我們不得不對香蕉作更進一步的重新認識。

於第二次世界大戰後不久舉辦的奧林匹克運動會中，日本的兩名選手古橋及橋爪在當時戰敗的糧食困難時代，仍於游泳競賽項目留下奧運史上的記錄，獲得了良好的成績，那時兩名選手的糧食聽說為甘薯。

香蕉因為具有接近甘薯的營養，所以，目前在奧運中成為最強國之一的美國選手們的糧食。

香蕉的糖質在水果之中最多，同時含有多量的鉀。在南方各國香蕉成為寶貴的主食之一。而脂肪及鈉的成分不多，所以是從斷奶者到心臟病、腎臟病、肝臟病等大部份成人病患者都可以安心食用的水果。只是，如果隨意食用過多，會引起含量多的糖份發酵，以致下痢不已，必須十分注意。

香蕉一根的熱量相當於吃一餐飯的卡路里，所以節食中的人應該要小心食用。一次購買許多時，可以連皮一起冷藏。或者做成冰香蕉糖及冰果酸，都相當可口。

對於強壯身體、消除疲勞、增進食慾及美容都頗具效果。

●香蕉酒

材料　香蕉，白酒，砂糖…少許。

作法　香蕉剝皮切成二～三公分左右，放入可以完全密封的玻璃瓶中約半瓶量，白酒加入約七十％～八十％，砂糖只加入少許，等到要飲用時再增減即可。

因季節溫度而異，夏天在三日後，冬天在十日後拿出香蕉。釀酒需要花費二個月以上的時間，呈淡黃色並會發出香蕉特有的芳香，才能釀成可口美味的香蕉酒。

●鳳梨酒

——可以健胃整腸

●營養及效能　如今日本也進口小菠蘿等新品種，和香蕉一樣都是隨時隨地可買到食用的水果之一。原產地在西印度，是菠蘿科的水果。很意外地和香蕉一樣，食用鳳梨的人也不多，而其維他命類含量多，是應該多加食用的一種水果。

夏威夷等南方國家的肉類料理必定附帶鳳梨，這是因為鳳梨中有稱為菠蘿蛋白酶的蛋白質分解酵素，和肉一起食用的話可以改善肉類的消化狀況。因為含有酸味，所以在味覺上和肉類很合適，例如，具有代表性的中國料理「咕咾肉」，即因此為人所知。

鳳梨的酸味是由於其中含量相當多的檸檬酸所致。因爲檸檬酸在體內容易被吸收，可以改善胃液分泌，扮演促進消化的角色。傳說吃鳳梨會變瘦，這是因為鳳梨有幫助食物消化的功能。等於沒有任何食用的實際效果。

鳳梨中的菠蘿蛋白酶若加熱至六十℃以上便無法產生效果。因此，一度經過熱處理的罐頭，根本沒有任何良效。在作成果凍時，菠蘿蛋白酶將角蛋白全部分解了，而為使其不致凝固，倒不如製成罐頭。

不管如何，因為鳳梨的維他命C成分多，有健胃、整腸、利尿、增進食慾、美容，進而幫助消化等功能，適合當作食用肉類料理的餐前酒。

●鳳梨酒

材料　鳳梨、白酒、少許砂糖。

作法　①鳳梨去蕊及皮，切成二～三公分。

②加入瓶中約半瓶量，注入白酒約七十～八十％，再放入少許砂糖。

☆不要使用罐頭鳳梨，而應使用生鳳梨。沒有必要將裡面的心拿出，約從十日左右即可飲用，隨著時間的經過會由淡黃色變為琥珀色，特有的酸味及香味也會增加，可以直接用來作為雞尾酒。

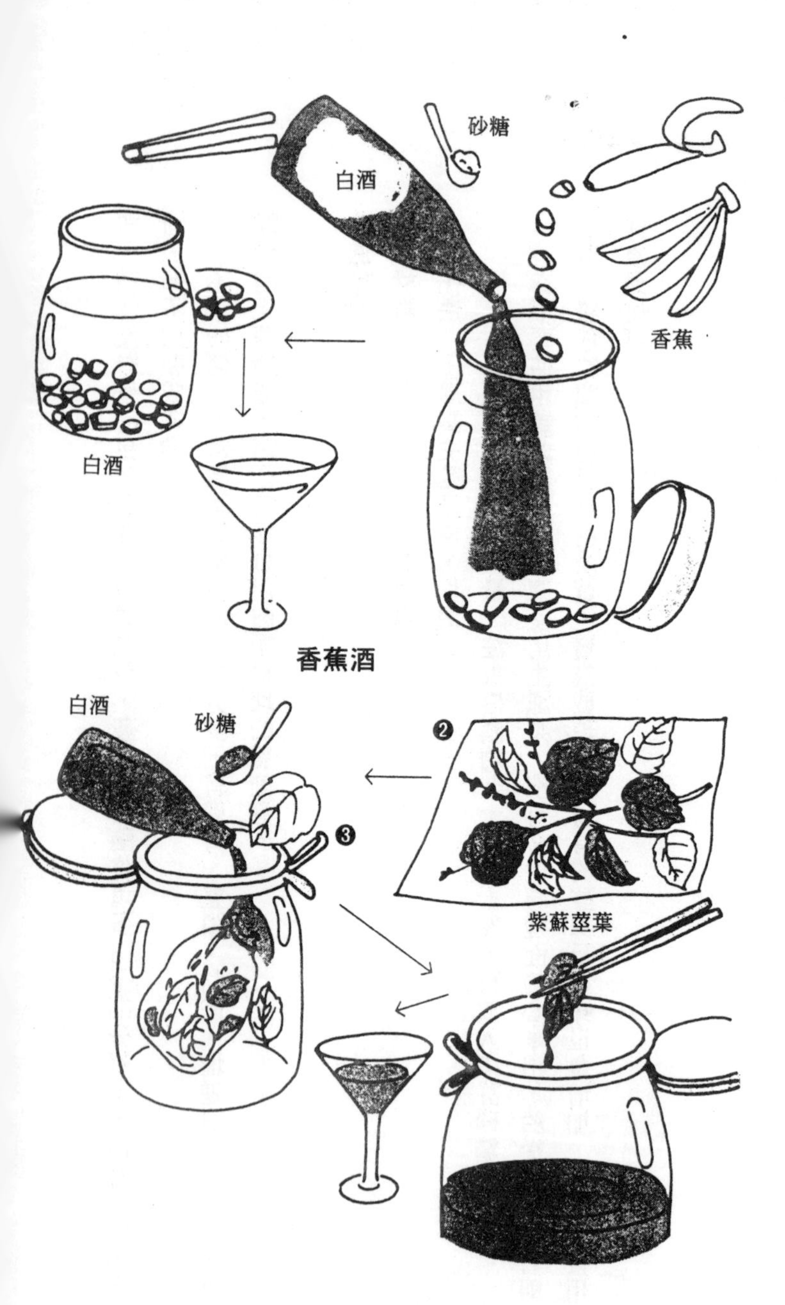
砂糖
白酒
香蕉
白酒
香蕉酒
白酒
砂糖
❷
❸
紫蘇莖葉
紫蘇酒

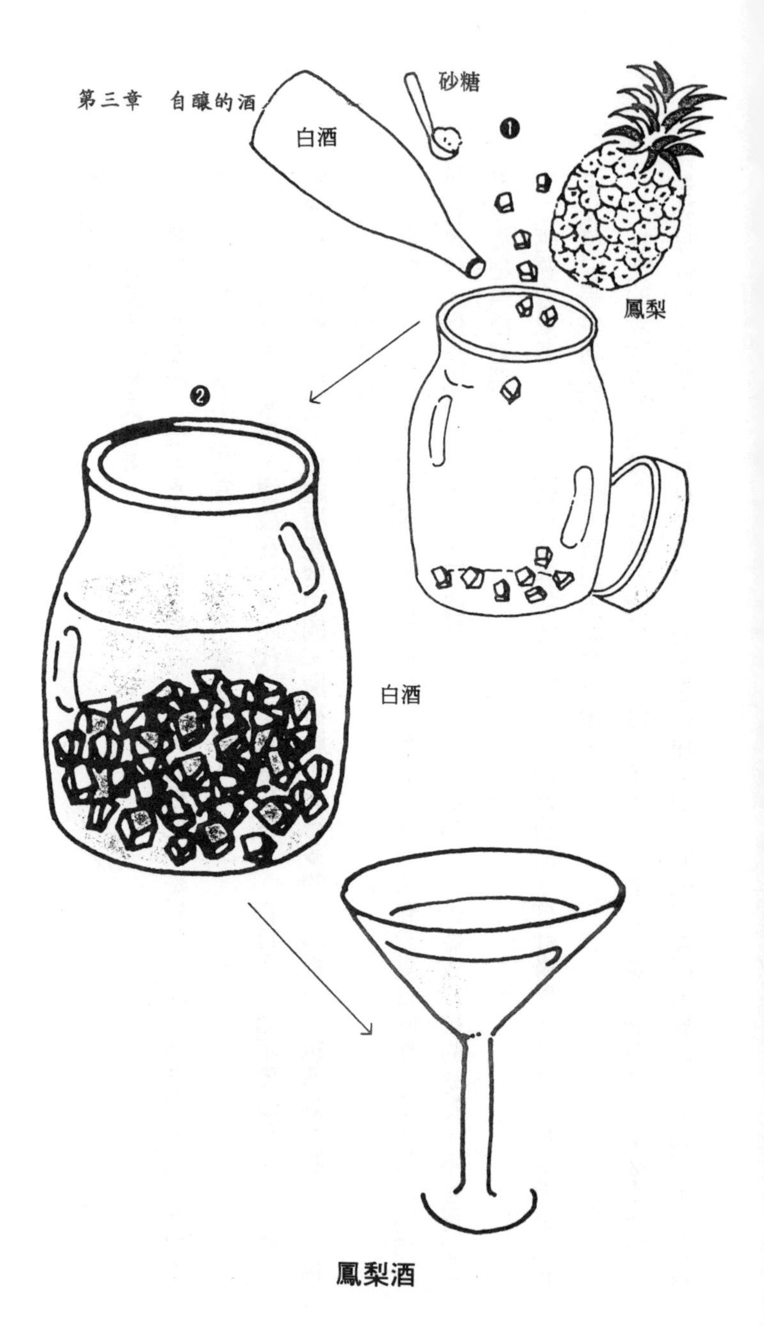

鳳梨酒

●枇杷酒

——對於慢性腎炎有效

●營養及效能　很多水果一整年都有上市，而枇杷則是只有一段時期會出現於店面的水果之一。價錢又稱不上便宜，所以吃的機會不多。

枇杷為薔薇科水果，據說在奈良時代由中國傳來日本。在日本經過不斷改良，才形成現在這樣大顆粒的枇杷。比起原產地中國，顯得顆粒大得多的日本枇杷，也傳到美國，在加州、德州及佛羅里達等州栽種。

枇杷中的維他命A含量多，能有效培養身體的抵抗力。對於夏日的感冒及冷氣症的預防也有良效。但是因為種子太大，果肉又少，成了無法加入沙拉做成沙拉的缺點，這也可說是至今枇杷無法普遍的原因吧！

鈣質含量多，有利尿作用。對於慢性腎炎、病後復原、強壯身體、健胃、增進食慾、止咳及美容等多功能效用。令人真想不斷地繼續食用。

枇杷的葉片也有藥效，被稱為「寢不怕涼」等，自古即以其為民間療效方法被人所知。對於呼吸器、消化器亦有良好作用。而經過實驗證明，煎枇杷葉的藥對於治療癌症更具良效，所以枇杷的果實及葉愈來愈成為貴重的藥品了。

因為枇杷種子大，與其食用倒不如釀成酒飲用，並輕鬆品嚐枇杷香味來得有趣也說不定。釀枇杷酒時不只是果實而已，葉子也務必一起加入試試看。

●枇杷酒

材料　枇杷，枇杷葉，白酒，砂糖…少許。

作法　①把有皮的果實用牙籤刺洞，使其適應酒。

②把枇杷肉及枇杷葉放入約半瓶，加入少量砂糖及七十%～八十%的白酒。擺放約二個月左右，拿出枇杷及葉。這時顏色是呈淡琥珀色，味道為柔軟的澀味，聞起來略帶香味，成為絕無僅有的水果酒。

☆喝水果酒時直接放入一塊冰或是以蘇打水加入稀釋，都各有美味值得欣賞。去除果肉只以種子釀酒也可以。

●荔枝、龍眼酒
——可以淨血美容

●荔枝的營養及效能　提到荔枝就聯想到中國唐朝時代唐玄宗所寵愛的楊貴妃，荔枝是她十分喜愛的水果。而荔枝為無患子科果物，原產地據傳是在印度，或是海南島附近。

在古代中國，荔枝只在廣東、福建、四川省方面有栽種，所以在漢朝時代有摘取獻至宮廷的習俗。在輸送途中的要地派人以快遞傳送。可是因為弊害過多所以一時中斷了此習俗。直到楊貴妃時期，唐玄宗才恢復這習俗以取悅楊貴妃。

因為含有維他命、礦物質及檸檬酸、果糖、微量元素，故有強精、增壯、消除疲勞等功用。又因為在淨血及美容方面也都有優越效果，所以被知性的楊貴妃選中，真是令人佩服。

●龍眼的營養及效能　龍眼也和荔枝相同，屬於無患子科的水果。外形及味道也和荔枝相似。原產地在東南亞及南洋諸島，於此都被當成中藥使用。據說龍眼肉是頁好的滋補藥。味道本身也和荔枝相似，但是釀成酒後又成了另一絕佳食品。

直接飲用亦可以，或是做成雞尾酒也另有一番風味。雖然龍眼比不上荔枝，但是應該可以製成十分美味的龍眼酒。總之，不論是直接飲用或做成雞尾酒都可以品嚐其各自的美味。

除了強壯、強精、淨血及消除疲勞之外，對於增進食慾、失眠症、鎮靜及高血壓、動脈硬化的預防等都有效果，所以應該是更能輕鬆利用的一種水果。

●荔枝、龍眼酒

材料　荔枝，龍眼，白酒，砂糖…少許。

作法　①荔枝、龍眼都徹底洗淨並瀝乾水分，以刀叉等在表皮刺洞。

②荔枝及龍眼放入不到半瓶，也就是塞入四十%～五十%，再注入白酒。如果注入滿瓶的話，在外面溫度升高時會膨脹溢出，所以保持七十%～八十%就好。

二者的砂糖都只加入少許，等到釀好酒後再調節甜味。

荔枝酒在二十日左右就可飲用，果肉約於二個月取出，只以種子醃泡至成熟也行。

龍眼酒約從二十天後可開始飲用，果肉則等三個月左右再取出就好。

自釀的酒

飲用蔬菜酒、藥草酒及海草酒可使身體健康

●薑　酒

——使新陳代謝活潑化

●營養及效能　到壽司店去時必定會見到「薑絲」。以薑絲配壽司，不管配任何一種壽司都會覺得美味可口。吃鮪魚等油膩食物時，薑絲就扮演了洗去口中油脂的角色。另外也會殺菌，能幫助花枝及章魚等的消化吸收。

食物中毒及下痢大多是在一個人身子微弱時較容易引起。在那時薑的辛辣成分——薑辣素能給予體內適當刺激，使血液循環順暢。含於薑中的薑辣素使整個胃腸及內臟機能全體活潑化，繼而提升食慾，促進排汗，使新陳代謝作用循環更為順暢。洗薑澡對身體有益就是因應這個理由。

薑除了辣味之外，也含有除臭的薑醇。薑醇能去除青肉魚的臭味，使這樣的魚嚐起來十

分美味。適合炒肉料理。

薑可說是廚房必備的食品，在超級市場所販賣的薑一塊通常太大，總會剩餘很多。這時把它作成薑絲也好，而作成酒的話，對於強精、強壯、消除疲勞、食慾提升及感冒、腹痛、神經痛、健胃等都功效無比。

●薑酒

材料　薑，白酒，砂糖…少許。

作法　①把薑洗淨曬乾，切成約一公分厚度。

②把薑放入瓶中約占三十％～四十％，注入白酒，並加入適當的砂糖。甜味不夠時可以隨時追加，為應有的認識。

☆薑可以不取出，直接放入酒內。等過了二十天左右再使用，由淡黃色變為琥珀色，特有的辛味及芳香是薑酒獨特的美味。

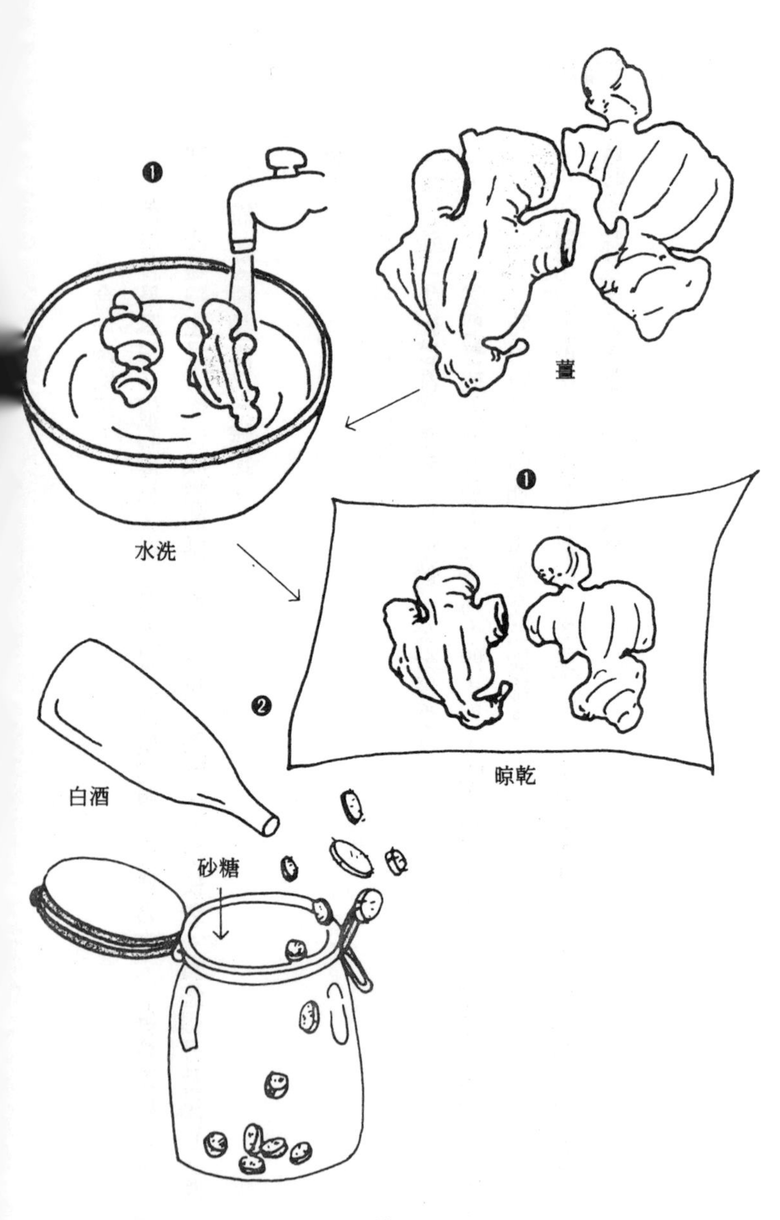

薑酒

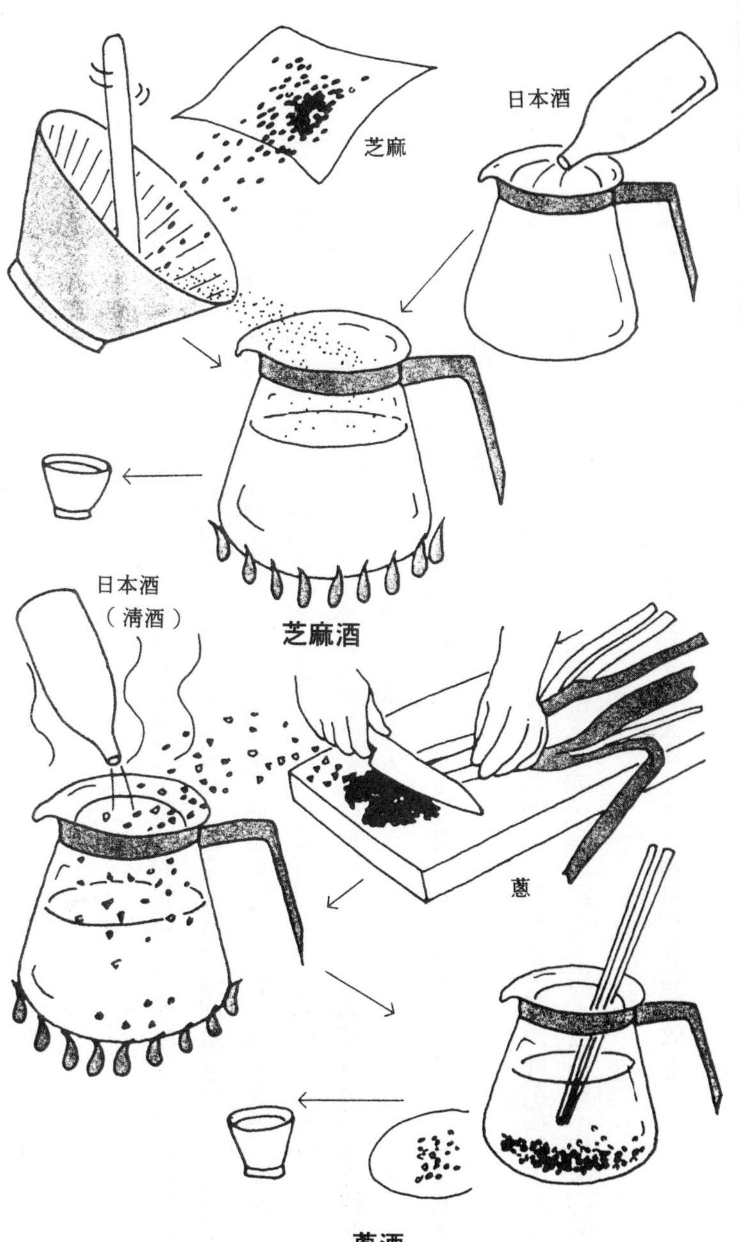
芝麻
日本酒
芝麻酒
日本酒
（清酒）
蔥
蔥酒

●紫蘇酒

——可以防止氣喘

●營養及效能 紫蘇葉可擺放在涼拌豆腐旁及當生魚片的配料，單單作為添加物這一點就不能受到忽視。紫蘇中存在滿滿的各種成分，而實際上因為每吃一次的量很少，所以得不到預期的效果。但是不可以小看紫蘇。紫蘇中含有多量的維他命A、C、鐵份及鈣，時而培養身體抵抗力，時而有效防止貧血及心焦氣躁的毛病，而紫蘇最大的效果在於它的香味。

紫蘇因為具有獨特香味，所以配上涼拌豆腐，其美味就更增一分。遇到食慾不振的情況時，由料理中飄出了香味也使人不知不覺動起筷子了。

紫蘇的香味成分為乙醛，能刺激腦中的食慾中樞。食慾中樞一旦受到刺激，胃液及唾液都會增加，因此消化及吸收也會轉好。

它的香味又可使菜餚加上鹹味，值得推薦給血壓高及腎臟病患者。喜愛味噌湯的人於食用前可將紫蘇葉灑落於上方。如此一來，味噌湯或多或少變成清淡一點，也不會不夠味的感覺，仍然可以享受到美食。

有強壯、健胃、整腸、鎮痛、止咳、利尿、去痰及防止腳氣、氣喘的效果。

●紫蘇酒

材料　紫蘇葉、莖及果實，白酒，砂糖…少許。

作法　①把薑洗淨，放在通風良好的地方晾約一日。

②適當切莖，把果實或葉都放入紗布袋中以避免分散。

③紫蘇放入瓶中約四十%的量，澆上白酒及少許砂糖。砂糖的量等酒製完成之後再增減即可。大約過十天左右即可食用。裡面的果料必須在二十天後全部取出。等酒製完成後兩個月，淡紫的酒色及強烈的芳香都可使人愉快地享受。

●香菇酒

——可以抗癌，滋養強身

●營養及效能　香菇為日本人最為熟悉的菌類。日本料理中的蒸煮菜餚都少不了香菇，自古以來即被人們食用。於鎌倉時代由日本輸出到中國，此事在道元和尚所著的『典座教訓』中描寫了當時的光景。

日本九州的大分縣及宮崎縣出產很多香菇，據說原來是成長於台灣的玉山及新幾內亞的爪葉山等高山，後來香菇的孢子被風吹送至日本及中國。

香菇隨著收成期，分為四種，有秋子、春子、夏子、冬子之名。在春天採下的香菇稱為冬菇，肉質較厚，品質亦佳。生香菇含有維他命B_2，而乾香菇則含了維他命D。

近年來出現了吃香菇不致癌、膽固醇可減少及血壓會降低等說法之後，香菇的消費量大大地成長。它的抗癌作用是因為有名為「Rentinan」的提高免疫性物質之緣故。對於感冒等感染病症很有效果，同時也有強壯功能。

香菇中防止膽固醇沈澱的性質是由於香菇嘌呤的作用。而稱為麥角脂醇的營養素也含量不少，在經過紫外線投射後就變化成維他命D，使鈣在小腸的吸收提高二十倍。

可見無論是生香菇或乾香菇，在食用前先於陽光下曬過二～三小時，麥角脂醇才會有效起作用。

●香菇酒

材料　生香菇，白酒，砂糖…少許。

作法　①生香菇去蒂，於陽光曝曬約二～三天。

②香菇的量以放入瓶中的四十％～五十％即可（乾香菇則以二十五％～三十％為宜）。加入少量白酒及砂糖。

經過十五天左右便可以使用，而瓶內香菇在第七～十天時拿出，直接食用也可以。二個月後方可製成，淡琥珀的白色很漂亮，因獨特的香味被視為佳品。香菇不但可以輕易釀造各種藥酒，也成為有效製造健康的絕對必須品。

●芝麻酒

——能消除急躁，有鎮定作用並培養注意力

●營養及效能　在神怪故事『阿拉丁及不可思議的神燈』中盛行著「芝麻開門」這麼一句話，可能這是期待芝麻擁有偉大的力量。

「Goma kasu」（比喻騙人）等的說法雖然不太好聽，但是根據猜想為芝麻無論放進什麼料理中都無礙，都可使之變化為美味所引來的說法。這只是我單方面的猜測罷了。

至於所謂的「磨芝麻」（比喻拍馬屁）也不是什麼好話，但在以前磨芝麻是和尚當中惟有位高德重的人才可以做的工作。因此磨芝麻的工作應是一大榮譽才是，但不知後來有什麼蹊蹺，變成了討人厭的說法。

和尚們所食用的素菜料理雖然相當樸素，但是他們比起一般人在身心兩方面都較為堅韌，這可能是拜芝麻所賜吧！

芝麻中含有維他命B_1、B_2、E、鈣、鐵份、蛋白質及脂肪。脂肪中因為含亞油酸，有促進腦功能的效果，可說是健腦食品。而它的鈣質則因可以消除急躁、培養集中力，在工作及讀書方面效率不高的人應該多多食用芝麻。

芝麻的維他命類養份也有消除疲勞和返老還童的效果。和尚先生們之所以能經常維持清晰的頭腦，莫不是芝麻所賜之福嗎？

芝麻皮對於消化不良，所以做芝麻料理時請記得將其搗碎再食用。

●芝麻酒

材料　芝麻…二分之一大匙，日本酒…一八〇cc。

作法　燙一下日本酒加入杯內，再輕輕搗碎煎過的芝麻放入其中，不久後微微的芳香和味道便溶合於酒中。

☆隨個人對於酒類愛好的不同，把搗碎的芝麻輕輕加入老酒或白酒等酒類中，飲用起來也不錯。

●青蔥酒、洋蔥酒

——有益於消除疲勞

●青蔥的營養及效能　提到青蔥包括放入味噌湯或當麵食及涼拌豆腐的配料，還有中華料理的加味秘訣等都必須使用它。雖然是樸素的蔬菜，但是具有強烈的個性。有無使用青蔥可使料理味道迥然而異，真是不可思議。為自古以來即密切跟隨人們飲食生活的蔬菜之一。

原產地在西伯利亞，屬於百合科。於中國有稱為蔥嶺的山脈，在蔥嶺之上生長很多野生的蔥，相傳釋迦牟尼曾在此修行，因此也將佛教一事喚為蔥嶺。

青蔥也和洋蔥、大蒜一樣，含有硫化丙烯。此成分對於胃液分泌的刺激十分良好，能增進食慾。又硫化丙烯可以提高維他命B_1的吸收，因此食用青蔥會變得活力充沛、精神飽滿。

青蔥的綠色部份比白色部份含有更多的維他命A及鈣質。硫化丙烯具揮發性，若是泡在水裡或長時間煮食便失其效力。關於這個缺點只需加酒進入一起熬煮便可彌補了。

●青蔥酒(1)

材料　青蔥…切成三公分大小，日本酒…一八〇cc。

作法　①青蔥要切成絲。

②酒在燙過之後加入青蔥絲。在一～二分鐘之後把青蔥取出亦可以，或者把青蔥泡於酒內直接飲用也未嘗不可。

●青蔥酒(2)

材料　青蔥…白色部份十枝，白酒…一升。

作法　青蔥切成約五公分放入瓶中，注入白酒。瓶內之蔥直接放著或者在十日後取出亦行。

等開始微微飄出香味之後，再依喜好加入少許砂糖飲用也可以。

●洋蔥酒(1)

材料　洋蔥…小的二分之一個，白酒…六百～七百cc。

作法　把洋蔥剝皮，其中一半厚切成片。把洋蔥片放入瓶中，灌入白酒，擺放十～十二天左右，再拿出洋蔥飲用。

●洋蔥酒(2)

材料　紅洋蔥…中的二分之一個，白酒…六百～八百cc，砂糖…少量。

作法　紅洋蔥切成薄片，放入瓶中並加砂糖，注入白酒醃泡五分鐘。

●蒲公英酒

——能夠鞏固內臟

●營養及效能　成為春天的野草，今人親近的蒲公英花。記得作者在小時候，背上背著偌大的行囊，拼命步行於路邊看見了很多蒲公英花。你可知道那可愛開朗的花兒從外觀看不出來擁有那種的藥效。

蒲公英有西洋蒲公英種及日本蒲公英種。在歐洲，蒲公英有各種暱稱，像獅子草（Dandelion）、Liondom、公雞草、玻璃草、佛羅里達金幣草（Florndole）、豬鼻草、鼴鼠沙

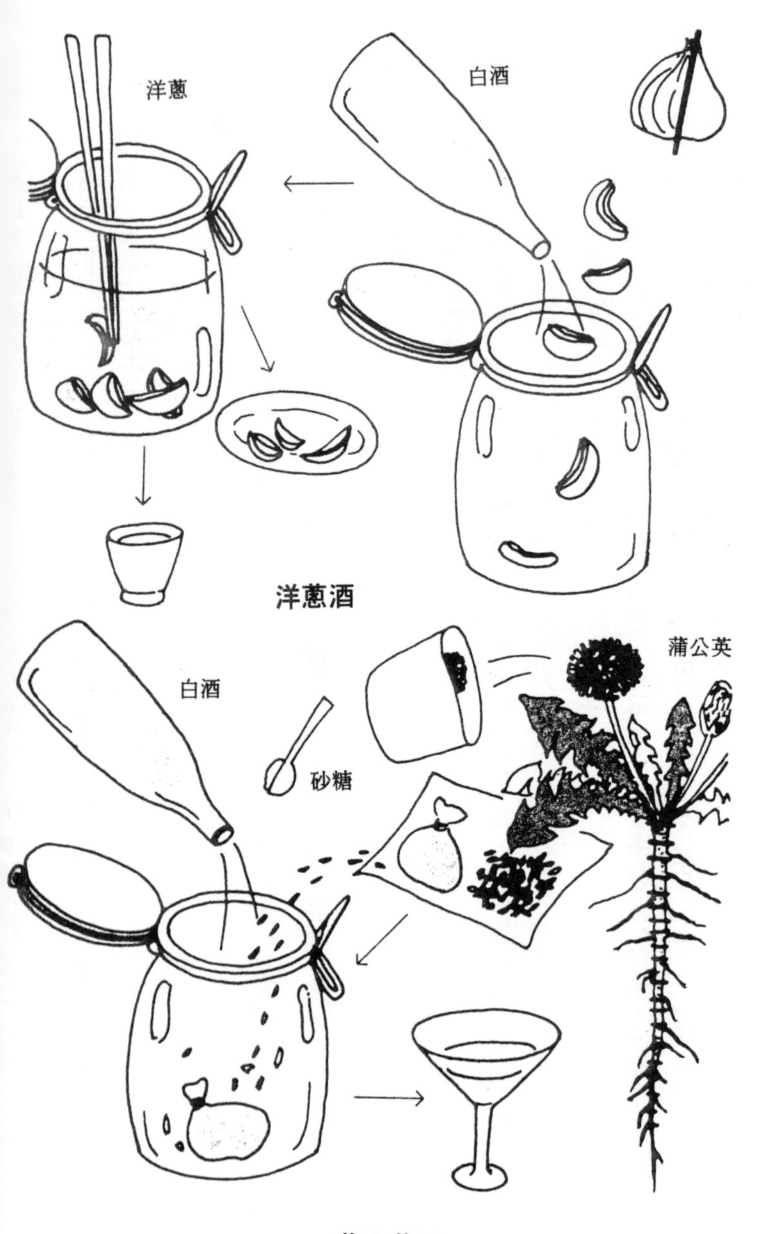

蒲公英酒

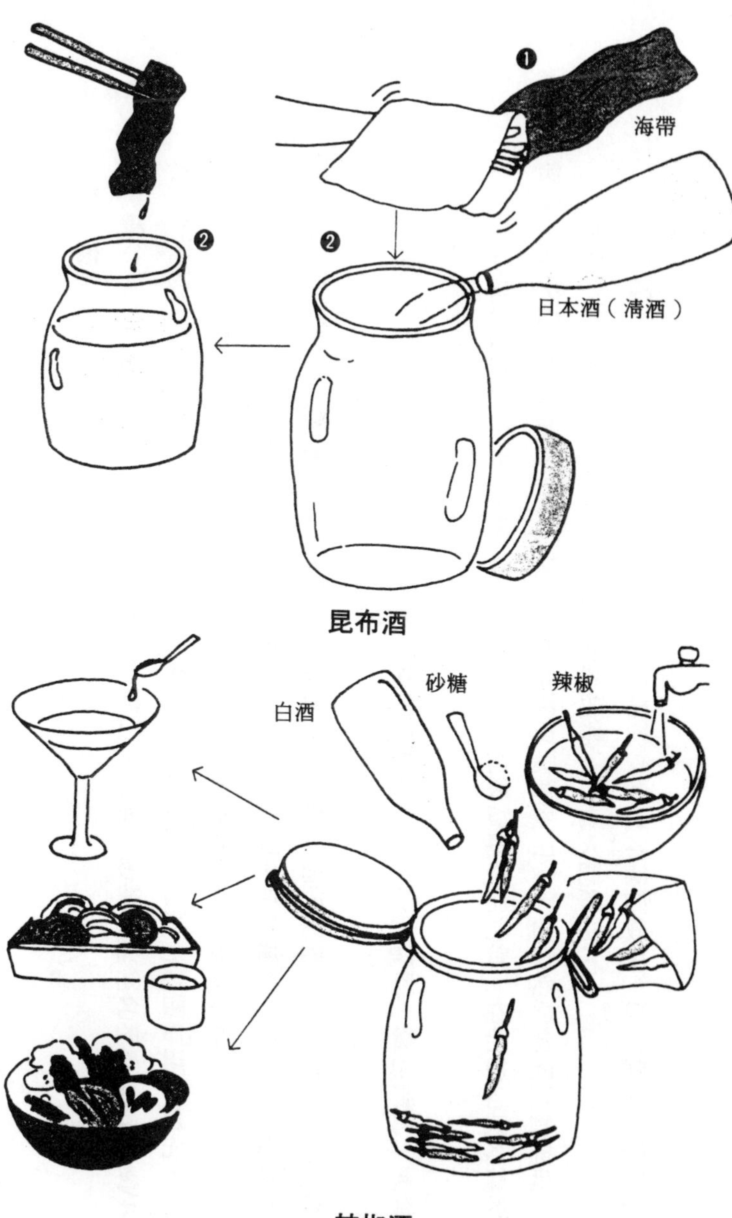

辣椒酒

拉草、僧帽草等。

蒲公英的效能為人所知是起於西元十六世紀。目前，根據歐洲知名的藥草治療家Morris Messege的說法：「蒲公英會發揮各式各樣對於身體各器官的完全調和作用。首先，它會幫助消化，一方面強化胃部機能，另一方面幫助肝臟、胰臟及胃的消化吸收。

凡是為了黃疸、肝臟疼痛、肝功能不全（以及連帶產生的皮膚病、濕疹、苔蘚等病症）煩惱的人和胃功能反應遲鈍的人，以及患有便秘、疝痛、糖尿病的人，只要去找這位蒲公英先生，一定可以治癒。」

「這種草的效用不止如此，另外蒲公英還有強壯作用、淨化作用、緩和腸瀉、興奮作用以及抵抗壞血病的功能。

又有強烈的利尿作用。當作外用藥使用時，則以潰瘍炎症為首，在治療各式各樣的皮膚病，可顯示出卓越的效果。」（摘自『麥賽格氏藥草療法』，由自然之友社刊物提供）。

蒲公英整株都有藥效，連根部都有強烈效能，廣為人們所知。

在中國，蒲公英又叫做「蒲公草」，被標榜有各式各樣的效用，現在就來介紹其中一種。

「這種草屬於土性，開黃花，味道甘美，能化解食物中毒，分散帶氣，使順利進入陽明、太陰二條經脈內，也可化開熱毒，有消除腫核的奇異功效。

連同忍冬藤一起於湯內煎熬，並加入少量的酒為佐料，服用後就可治療乳腫。」（取自朱丹溪）

於夏天到秋天之際才割下生長完全的蒲公英草，須用水洗過並乾燥後的草才可以。

●蒲公英酒

材料　蒲公英，白酒，砂糖…少許。

作法　必須使用蒲公英的花及根莖部份。把花放入紗布袋中，在根的部份也必須把土徹底洗落，而為了發揮效能，先把它細切。

把花曝曬於陽光下一天，根部則需二天。放入瓶中約四十%的量並注入白酒。三日後把花取出，而根就直接放置於內約二個月，等待製成酒。

將花及根放入個別的瓶子也可以。蒲公英給人的印象並不會出人意料，帶淺黃色及溫和的苦味，無論是直接喝或作雞尾酒的底酒都可以。

●昆布酒
——能治療高血壓

●營養及效能　在冬天的荒海中所展開的撈昆布行動顯現了壯觀的男子浪漫氣概。當男子強烈的喊叫及歎息聲消失在波浪的那一端時，手上也撈起大量墨色的昆布了。在昆布當中隱藏了男子的精髓，也濃縮了長生不老的精華。裙帶菜也不例外。

大家都知道昆布是海草的一種，在西方被認為是「海中雜草」，很久沒有人吃它。至於日本因為四面環海，自古以來即向中國出口。

昆布含有多量的維他命A、B_1、B_2、碘、鈣、鉀及纖維。其中的碘有降血壓的作用，又成為甲狀腺荷爾蒙的重要成分。

●昆布酒

材料　昆布…八～十公分，日本酒…六百cc。

作法　①以乾布仔細將昆布的污漬擦去。

②把昆布放入瓶中，注入日本酒，擺放約二星期，再把醃泡的昆布取出。

☆泡酒的次數隨著昆布的厚度、硬度而增減。

●辣椒酒

——可以幫助胃液的分泌，有增進食慾的效果

●營養及效能　辣椒的辛味成分是辣椒素，能促進胃液的分泌，提高維他命C的抗酸作用，減少成為動脈硬化原因的LDL膽固醇。另外，也含有維他命A、類胡蘿蔔素，且有殺菌作用及增進食慾的效果。在食物容易腐壞的南方國家，傾向多量使用以辣椒為首的調味料。如印度的代表料理——咖哩，日本的七味辣粉等都是使用辣椒作為辛味主要成分。

您有沒有想過把這種辣椒釀成酒，結果到底會如何?它的黃色濃度會較深，呈漂亮的琥珀色，獨特的辣味和酒精配合得恰到好處，直接飲用或作成雞尾酒都很討人喜歡。

辣椒酒不只可飲用，當調味料灑在日本麵或者烏龍麵之上都十分美味，可說利用價值非常高。

辣椒的選法要以乾燥、深紅色鮮豔、形狀良好而充分乾燥的辣椒才是佳品。在秋天裡買來以樹枝串成一串，掛在通風的地方就很方便使用。用於綠色（蔬菜）料理時要選顏色鮮豔

，沒有斑點，水滴於上會有張力的才是佳品。

辣椒的旺季在七～八月，紅辣椒是於夏、秋兩月，另外，葉片辣椒在六月左右則到處上市。

●辣椒酒

材料 辣椒，白酒，砂糖…少許。

作法 把八月左右變色的辣椒以水洗過並充分擦乾，放入瓶中的四十％左右，澆進白酒。稍後再以若干砂糖調味。其中醃泡的辣椒維持不動，等五十天左右再使用，三個月後方能製成。

☆辣味的使用範圍廣泛，可用於當雞尾酒的底酒。這種辣味也可用於料理上，當作調味料或藥用，或者用於沙拉、醃菜及麵食都很好。

第四章
水、紅茶、普通茶
以水、草藥茶、中國茶和日本茶節食

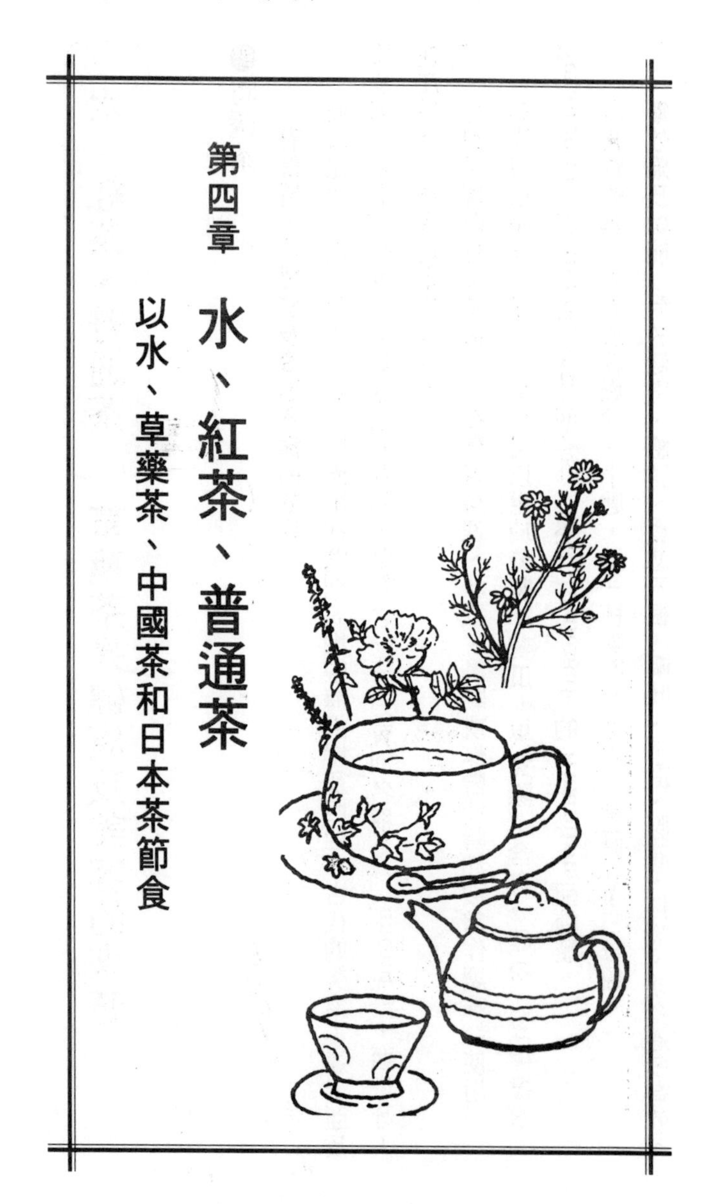

水、紅茶、普通茶

草藥茶是健康及美容的來源

●時蘿茶

——有健胃、治感冒及食慾不振的效果

時蘿是芹料的一年生植物，原產地在歐洲、地中海沿岸及西亞。古代的美索不達米亞及埃及都有栽培，是世界上最古老的香草、藥草之一。另有別名稱為「Innond」，西班牙人在江戶時代傳入日本的長崎。

它的果實以時蘿種稱之，在燉煮料理、沙拉、湯點或作醬汁時都被當作調味料使用。葉片可以深浮於湯中，莖也可以用於醃製小黃瓜。果實除了含有α碳粉、α檸檬水、Ferandolin’Jirabinole等精油之外，還有Jiranoside的Kisaniton配糖體。

以新鮮的葉一大匙或乾燥葉一小匙，澆一杯熱開水進入，擱置二～三分鐘。

●效果及功能　對於健胃、感冒、食慾不振、嘔吐、下痢、腹痛、打嗝、飲食過多有效。

●葛縷子茶（香菜草茶）（Caraway）

——對於消化的促進及腹脹很有效果

葛縷子屬於芹科，學名為「Calm Cabluli」。用於麵包、蛋糕、餅乾、燉肉及作湯汁時的調味。

葛縷子自中石器時代的遺跡被發現，於是大家知道在五千年前就使用於日常生活中了。在中國也自古即使用葛縷子作為中藥，而阿拉伯的醫師們也早就用於醫療上了。以後到了十三世紀，使用葛縷子作為醫療才漸漸地傳到歐洲。

在新鮮的葛縷子葉一大匙或者乾燥葉一小匙中注入白開水，擱置三分鐘可製成茶。

●效果及功能　有促進消化及壓抑腹脹的功能。

●大茴香茶

——對丙烯基茴香醚有殺菌作用

大茴香是芹科的藥草，在印度以其種子作為清涼劑，於餐後或點心過後食用。種子也使用於製造咖哩。

大茴香的種子一小匙，加入熱開水，擱置三分鐘，即可成爲美味的藥草茶飲用。

●效果及功能 大茴香的精油中含有對丙烯基茴香醚，對於其他成分有殺菌作用，以它的種子做洗潔精，可以用來驅除跳蚤。

大茴香的種子藥草茶對於消化不良有治療效果。同時治療肚子的膨脹感、緩和疝痛也有效果。另外，可鬆弛肌肉及去痰的效果也為人所知。和這種大茴香相似的白斑茴香也有相同性質，但是和日本產大茴香同屬的芥草有毒，要特別注意。

●甘　椒

——可治療腹脹

甘椒為粗桃科藥草，學名叫做「Pimiento Offisnelis」。

大部份的甘椒都由雅買加供應。名稱的由來是由於會發出有如丁香、肉桂及肉荳蔻的混合香味，才於西元十七世紀被取名。因為廣泛的香味和諸多料理都很合適，所以利用範圍也很寬廣。而甘椒和各式各樣的香辣料更是對味，所以又成為調味料的成分。強烈的香味得自百果實外皮，所以使用前要先搗碎。

說來很不可思議，它不論配甜料或辣料都很合適。不僅可當食用物，也可作為香壺料使用。主要成分含有精油四・五％，是由Oygenole、Cyneole、Ferandolan及Calliofilen變成。

以新鮮葉一大匙或乾燥葉一小匙，注入熱開水即成藥草茶。

●效果及功能　於感覺有腹脹感而痛苦時有效。

●丁香茶

——有殺菌、防腐、鎮靜作用

丁香為粗桃科藥草，學名稱為「Ugia Alomatica」或「Cydiuim Alomatica」。我們主要使用在印尼或東非所栽培的丁香。通常使用其乾燥的花蕾。在中國自古即當中藥使用。而古代的中國因為它的果實形狀很像雞舌，所以又稱為「雞舌香」，一般叫做「丁香」。這名稱的由來是由於它的花蕾形狀像鐵釘，英語的「Clove」及法語的「Kull」都源自鐵釘之意。

丁香的原產地是印度的摩鹿加群島。現在東非的桑吉巴則佔有世界產量的九十五％。丁

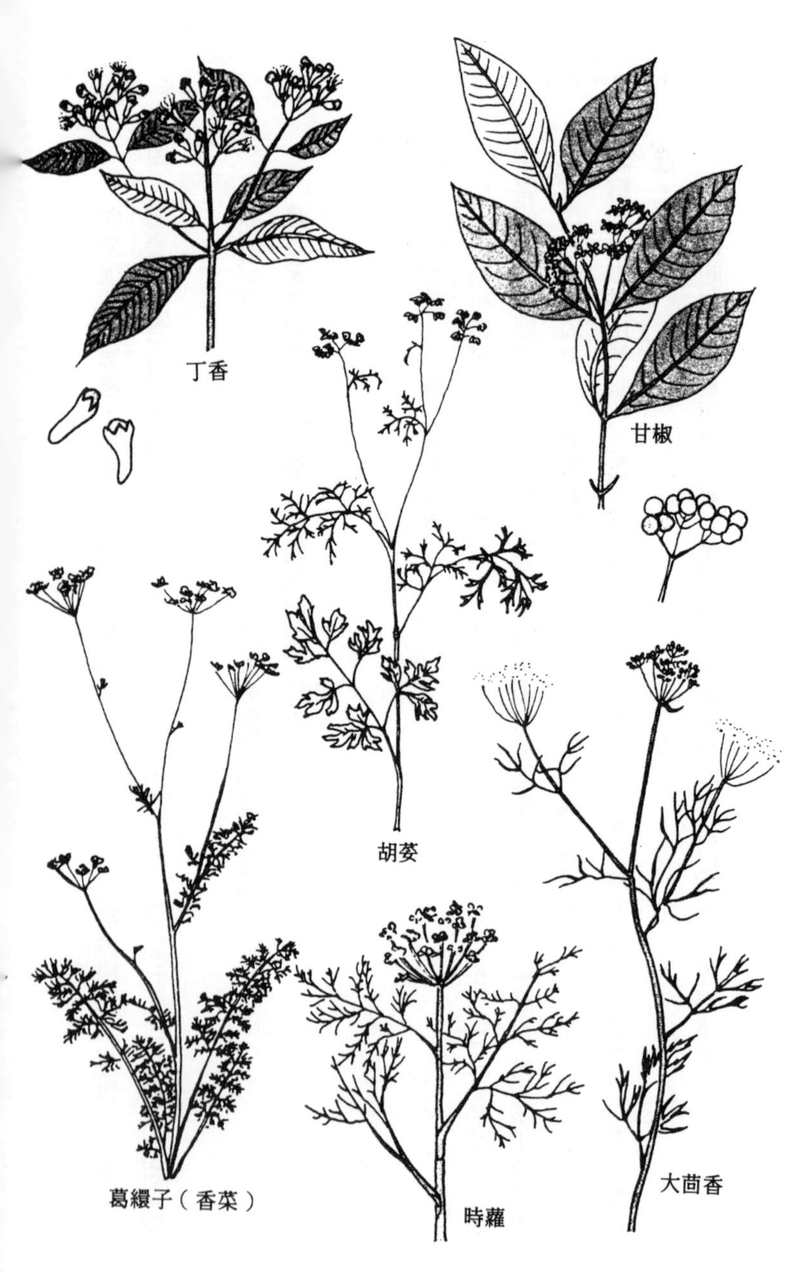

草藥茶用的藥草

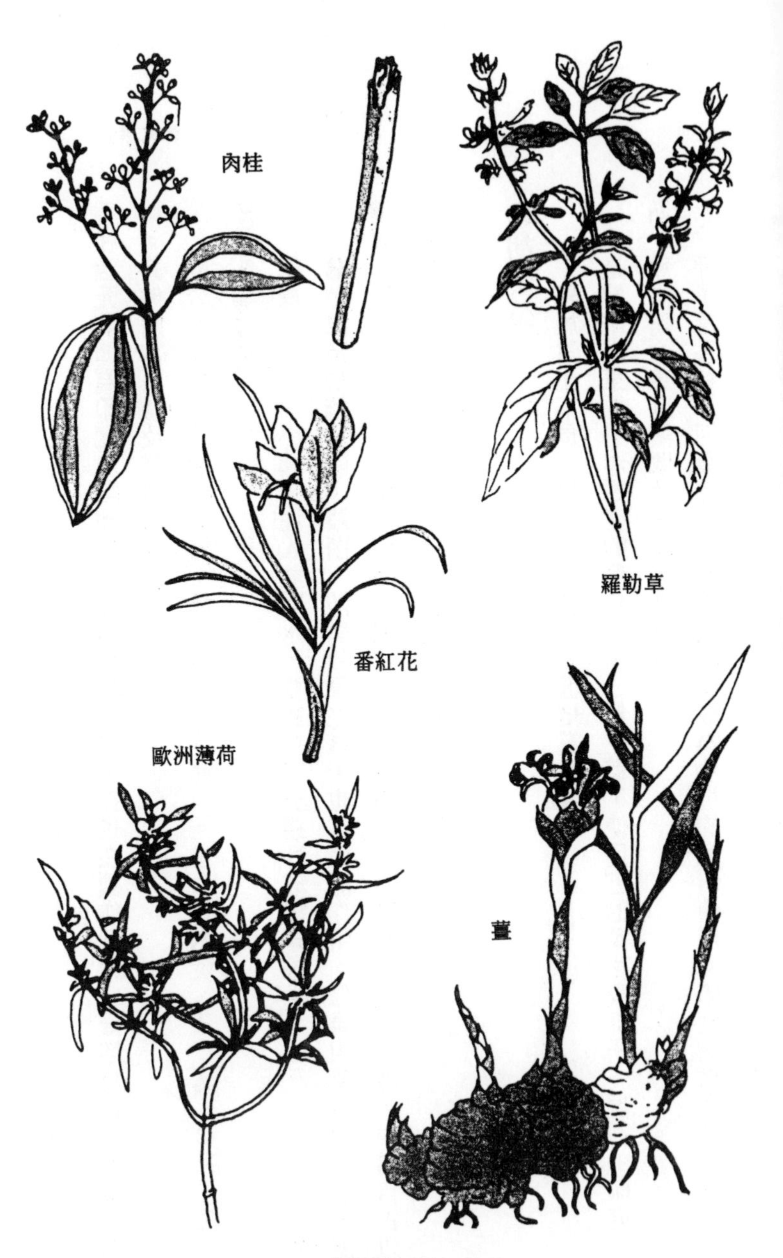

草藥茶用的藥草

香在西元前即為印度及歐洲使用成為調味料。現在也在製作咖哩、蛋糕及布丁等時作為調味料。其他則當石鹼及整髮料使用。

成分方面含有精油十五%，稱之為「丁香油」。也含有木炭、葎草烯、Oygenole、Calliofilen等成分。

乾燥的丁香一小匙，注入熱開水，擱置約三公鐘即成藥草茶。

●**效果及功能** 除了殺菌、防腐效果之外，也有鎮靜作用。作為中藥方面，一般認為有健胃、防止嘔吐感、下痢、腹痛、消化不良、打嗝及治疝氣的效果。另外，中國自古以來即以其為口臭消除劑使用，消除口臭的仁丹也有用它調配。

●胡荽菜

——對於消化不良、暈眩、腎臟病、膽結石有效

是地中海東部沿岸原產的芹科一～二年生草，使用它的葉片及種子。現在，印度、俄羅斯、摩洛哥、東歐諸國及美國等都有栽培。

種子當香料，而葉片當草藥茶或原狀成為沙拉的配料使用。印度的咖哩精「Garam Masara」或咖哩本身都使用胡荽。有獨特的芳香。胡荽名稱的由來是取自希臘語的臭蟲。實際上它的嫩果實會發出如椿象一般的臭味。

胡荽在西元前十五世紀左右的埃及『EBERES古文書』中也有記載。而在一千零一夜中則記載著其為神秘的春藥。

文藝復興時代時也當醫藥及春藥使用。胡荽的獨特刺鼻香味很受中華料理、印度料理、及東南亞的料理所喜愛。並且用於醃小黃瓜及臘腸，另外也當琴酒的調香劑使用。

成分中含有「Meilinarole Pinen」精油，從古代的希臘、羅馬時代就被當作一種藥草盛行一時。

採取新鮮葉一大匙或者乾燥葉一小匙，加上一杯熱開水，擱置三分鐘就可當藥草茶飲用了。

●效果及功能　對於消化不良、暈眩、腎臟病、膽結石有效。在中國曾經有過吃了其種子就可長生不老的效果。漢代的張騫曾連同芝麻一起自西域帶回。日本是在九世紀左右傳來胡荽，但是那特有的味道並不受日本人喜愛，所以沒有普遍起來。日本名稱「Coendro」是從葡萄牙語翻譯而來。

在中藥方面，它的種子可當胃藥健胃，也用於不易發疹及天然痘，還有食慾不振、痔瘡等。另外，牙齒疼痛時有以口含煎湯止痛的方法。在中國把胡荽的整體青葉稱為「芫荽」，作為香菜使用於料理。

越南、菲律賓、泰國及印度等東南亞國家則用於肉及魚類料理的配料。

整個胡荽全草中含有維他命C、Decanale, Nonyl Aldehyde等，特有的味道是因為Meilinarole所致。

作草藥茶時需要新鮮葉一大匙或者乾燥葉一小匙，注入白開水一大匙，擱置二～三分鐘即可飲用。

●效果及功能　因為對於發汗、痲疹及消化不良有效，被當作中藥使用。

●番紅花茶

——作為中藥使用有活氣、清心的功效

屬於水菖浦科的多年生藥草。是Crocus的一種，學名稱為「Crocus Bazillas」。原產於歐洲南部及小亞細亞。番紅花是世界上最為昂貴的香料。製造香料時會使用番紅花的雌蕊

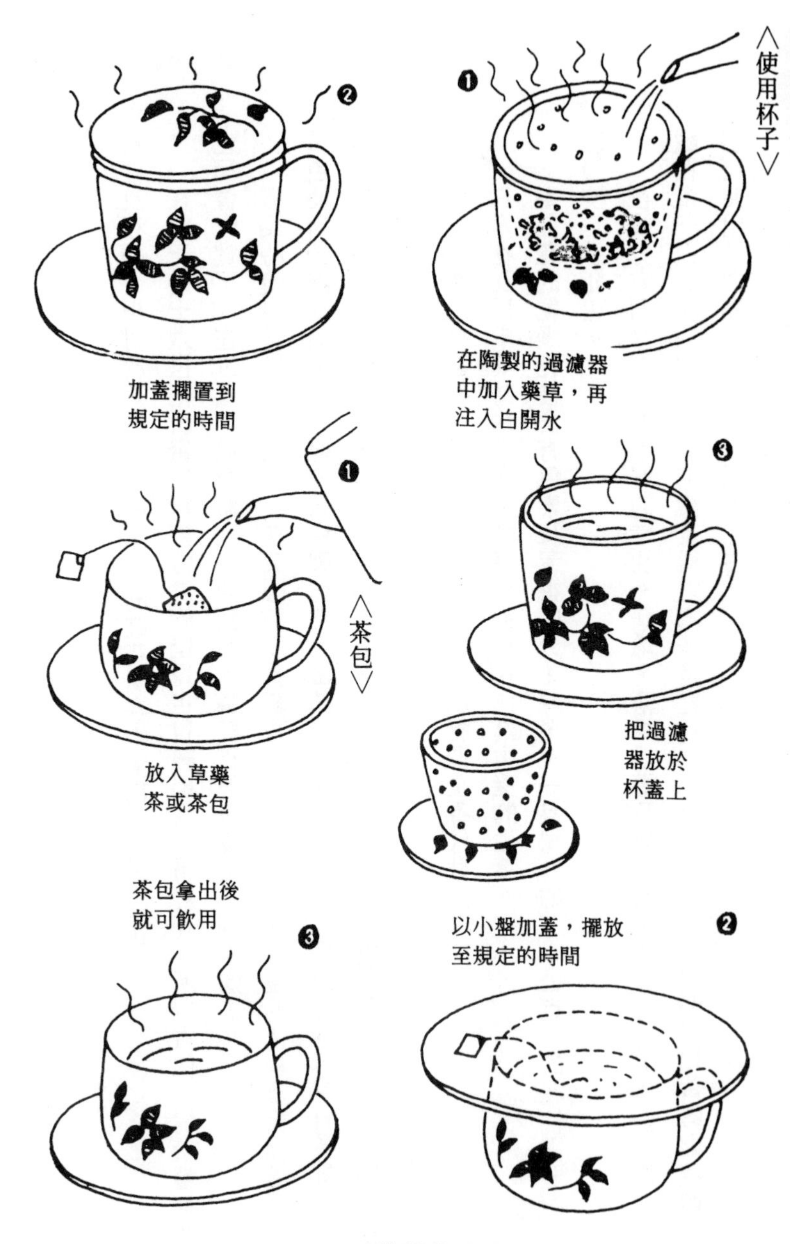
〈使用杯子〉
❶
在陶製的過濾器
中加入藥草，再
注入白開水
❷
加蓋擱置到
規定的時間
❶
〈茶包〉
放入草藥
茶或茶包
❸
把過濾
器放於
杯蓋上
❷
以小盤加蓋，擺放
至規定的時間
茶包拿出後
就可飲用
❸

草藥茶的製法

花柱及花頭。相對於菊科的Benibana的紅花，在中國稱之為香紅花。

在紀元前十六世紀所畫的科雷特島的壁畫也曾經出現過番紅花，所以古代人對於番紅花也早會欣賞了。在古代，從波斯到小亞細亞，番紅花被多量出口到中國去。

煮菜時使用番紅花的花柱。在英國則以番紅花獨特的香甜味、鮮豔的色彩及相當漂亮的黃色使用於康瓦爾地方的傳統蛋糕製作上。法國菜的代表料理——燉魚，據說沒有番紅花就不可能存在。在西班牙料理中的熱炒飯也是不可或缺之物。番紅花飯可和印度料理相提並論，同受重視。

但是怎麼說價錢都過於昂貴，有時則乾脆以乾鬱金香代替。

日本在江戶半葉時代，從中國傳來番紅花作為中藥的生藥。

番紅花的乾燥花柱含有色素及芳香成分，要聚集一盎司（約三十公克）的花柱需要四三〇〇枝的番紅花。

在成分方面含有八～十％的精油。萜烯、萜烯乙醇及酯是其主要成分。另外含有謂之為藏花素（Crocin）的色素配糖體及稱之為苦番紅花素（Picrocrocin）的無色苦味配糖體。也可使用於中藥上，但是只可用花柱。

泡草藥時只須把二～三枝花柱放入熱開水中擱置約三分鐘即可。

●效果及功能　作為中藥有活氣、清心的功能，用於治療鬱悶疾病及胸痛和產後腹痛等。對於痲疹初期也有用。

在歐洲以其為健胃、鎮靜及鎮痛藥為人所知，也被用於治療痛風。日本的民間藥則將之使用於一般的婦人病上。

據說感冒或情緒不穩時只要花柱十枝左右，注入白開水飲用就可緩和。但是孕婦最好避免食用之。因為在動物實驗後證明番紅花有子宮收縮的作用。

●歐洲薄荷茶

——有增進食慾的效果

歐洲薄荷的學名為「Satulayer Hortensis」，是一年生的藥草。歐洲薄荷分為兩種，一種是夏薄荷，另一為冬薄荷，互相屬於近緣種，其中的冬薄荷為耐寒性的多年生草。

在羅馬時代曾經使用醋與歐洲薄荷調和作為調味醬。以其葉片作為香料，在製作義大利香腸是不可或缺之事。印度料理的調味品也缺其不可。

夏薄荷比起冬薄荷更為芳香，所以有較受人歡迎的傾向。

在成分方面含有香芹酚、繖花烴等精油，非精油成分含有樹脂、丹寧及黏液。

製作草藥茶時以新鮮葉一大匙或者乾燥葉一小匙，加入一杯熱開水並擺放三分鐘左右即可飲用。

●效果及功能　對於增進食慾具有效果。

●肉桂茶

——有效止痛及防止手腳冰冷

肉桂就是大家所知的「Nicky」，也許將其稱之為藥草，有人會不以為然，但是在西歐有人將中醫稱之為「Herb doctor」，可見所有植物都叫做藥草（herb）。從這個觀點可認為沒有什麼不可稱呼的。因為在美國，肉桂茶為很受歡迎的藥草茶之一，所以……。

肉桂是樟木科的常綠喬木，自生於中國南部及中南半島，學名叫做「Cinnamon Cassia」。樹皮被用來作為調味料，英語稱為「Cassia」。錫蘭肉桂的樹皮才叫做「Cinnamon」，近緣種東京肉桂則叫做「Cassia」。作為調味料或草藥茶都以錫蘭肉桂茶品質較好。

肉桂自古以來即當調味品使用。以印度為首在亞洲被人們使用著。在西餐方面用在糕餅或以小火煮食的水果調味品，加入如葡萄酒（把酒溫熱放入甜料及蛋黃）一般的飲料中。在日本以京都的八橋為首，自古當作糕餅的香料使用。

成分方面含有精油、丹寧、黏液、橡皮質、糖質、樹脂及草酸鈣、香豆素等。

在中藥方面，主要是從樹齡十年以上的樹木採取當肉桂使用。

泡草藥茶時把小的肉桂片放入容器，注入一杯熱開水，擱置五～六分鐘即可飲用。

●效果及功能　中藥方面用以止痛、防止手腳冰冷、衰弱、腹痛及下痢等。

如傳說中「舒通血脈」及「宣送百藥」一般有促進血液循環的作用。在功能方面老樹皮（稱之為肉桂）比起嫩樹皮更有效能。

在西歐以肉桂為感冒藥，加溫腹部的藥及緩和腹脹等藥受到重視。據說對下痢也很有效果。

從肉桂的樹皮提取的精油具有抗菌的作用，據知還能壓抑大腸菌及葡萄球菌、子囊菌類和腦白體菌等的發育。

●薑　茶

——有防止嘔吐、懼冷、健胃及發汗作用

學名稱為「Zingiber Officinale」，為原產於熱帶亞洲的多年生草。很早以前就傳到日本來。所使用的是根莖部份，被當作調味品及中藥廣泛使用。中國稱之為「生姜」，這是指「陳薑」，在日本本來一提到生姜，指的是一般超市店面所賣的陳薑。

以印度為首，薑在東亞料理上被廣泛使用。在印度，人們喜歡喝含薑的奶茶。即使在炎熱的天氣也呼呼喝下加了薑汁的奶茶。這時要使用搗碎成泥的薑根，莖則用於作糖醃的糕點。

成分方面含有三%以下的精油，有薑萜、Phthavoren、龍腦油、玫瑰油、沈香醇（linalool）、婆羅洲樟腦油等。又含有歐雷歐樹脂（Dleoresin）〔指薑油（Zingerol）、邵尬醇（Shogaol）、薑油酮（Zingeron）等刺激物〕、脂肪、蛋白質、澱粉、維他命A、B和礦物質。

作為草藥茶時要把一小撮的薑搗碎成泥，加入鍋中煮沸的一杯開水中，再添加牛奶及砂糖，和紅茶包（即紅茶一湯匙），煮約二～三分鐘。

●**效果及功能** 有防止嘔吐、懼冷、健胃及發汗作用，對於感冒有益。治療咳痰、腰痛及下痢也有效。

●羅勒茶（巴西里佳茶）（basilico）

——有強壯及解熱效果

原產地在印度。為紫蘇科藥草，學名稱為Ocymum Basilicum。在印度被人們供獻給印度教的兩位神——毗瑟紐神及什那神。羅勒草早在羅馬時代就已栽培了。羅勒的葉被用來作為調味品使用，和番茄料理特別相配。

在成分方面，有雌二醇（Estriol），丁子香酚（Eugenol）、亞油酸、沈香醇及麝香草油等精油。其他也包含丹寧和羅勒樟腦油。

作成草藥茶時是將新鮮的羅勒草葉一大匙或是乾燥的羅勒草葉一小匙中澆入一杯白開水，隔二～三分鐘再飲用。

●**效果及功能** 除了有強壯、解熱效果外，又可以調節膀胱及腎臟功能，並有防止痙攣的作用，對於百日咳及嘔吐有效。

●洋甘菊茶（Camomille）

——被稱為「植物醫生」，有鎮靜效果

洋甘菊原產於歐洲。其中的德國甘菊受到壓倒性的擁戴，也被稱為「母親藥草」。

●效果及功能　因為有鎮靜效果，被使用於失眠或感冒時飲用，或者耳朵痛時可以以其熱敷。

●薰衣草茶

——有鎮靜、消化作用，也可使高血壓正常化

薰衣草是紫蘇科灌木，紫色的花兒很可愛，是香味濃厚的藥草。把一大匙的生花澆上一杯熱開水，擱置二、三分鐘，或者加熱水後再放入蜂蜜也不錯。在歐洲主要是以緩和神經為目的而飲用薰衣草茶。

●效果及功能　有鎮靜、消化的作用，能使高血壓正常化，據說對呼吸器官的障礙疾病也有效。薰衣草茶濃厚的香味可以防止神經緊張及頭痛，值得推薦給衆人。

●萊姆茶

——發汗及鎮靜作用很優良，可緩和諸病症

以其花朵及花苞作成花茶飲用。以菩提樹及「Lindenbaum」（德名）為人所知。一朵花加一杯開水，擱置三分鐘即可飲用。萊姆作的芳香茶可說是在法國很普遍化的一種草藥茶。

●效果及功能　有優越的發汗及鎮靜作用，可以緩和感冒、失眠、黏膜炎、頭痛及流行性感冒等症狀。

水、紅茶、普通茶

水、草藥茶、中國茶的效果及功能

●飲用水、非飲用水

簡單地說水分為可喝及不可喝，好喝和不好喝的幾種。關於適合當飲料的水以WHO（世界衛生組織）所公佈的水質基準為主。各國也依其國情決定基準。日本則以下頁的圖表作為決定基準。

不可喝的水是指不符合此基準的水，但同樣是不能喝的水也有二個種類。一個是因為消毒不完全而恐怕混入病原菌的水；另一個則是有經過充分處理，不怕擔心病原菌問題，但是因為硬度偏高，使喝慣軟水的日本人一喝下去就會下痢的水。

所謂硬度是指鈣和鎂的合計量。

硬度高會拉肚子的原因是因為水質過度刺激，習慣軟水的日本人腹部及多量溶解於硬水

硝酸性氮素及亞硝酸性氮素 氯離子 有機物等（過錳酸鉀消費量） 一般細菌 大腸菌群	必須在100mg/l以下 必須在200mg/l以下 必須在10mg/l以下 一毫升受檢水中形成的集群 必須在100mg/l以下 必須無法被檢查出
氰離子、水銀、有機磷	必須沒有被檢查出
銅、鋅 鐵、錳 鉛 六價鉻 鎘 鉀 氟素 鈣、鎂等（硬度） 蒸發殘留物 石碳酸類 陰離子界面活性劑	必須在1.0mg/l以下 必須在0.3mg/l以下 必須在0.1mg/l以下 必須在0.05mg/l以下 必須在0.01mg/l以下 必須在0.05mg/l以下 必須在0.8mg/l以下 必須在300mg/l以下 必須在500mg/l以下 以石碳酸不到0.005mg/l以下 必須在0.5mg/l以下
pH值	必須在5.8以上，8.6以下
臭氣、味道	必須正常
色度 濁度	必須在5°以下 必須在2°以下

註：定量上限以氰離子0.01mg/l，水銀0.0005mg/l，有機磷0.1 mg/l

頒佈：1978年8月31日，福利部令第50號

日本的水質基準

中的鎂以硫酸鎂的方式溶化的情況為多，事實上這就是瀉藥。也就是說喝下了有如瀉藥的物質會壞肚子是理所當然之事。

常聽說「歐洲的水不可以喝」，都是以這樣的情況為多，所以出國旅遊時還是小心一點比較好，不只是歐洲，美國的拉斯維加斯及洛杉磯附近的自來水硬度也偏高，不能飲用。

雖然在東南亞的水一般都是軟水，但是因為處理不完全，有病原菌混入的疑慮，我認為還是不喝為妙。

假如要把因為病原菌無法飲用的水變化為飲用水時，將水煮沸為首要工作。又如果硬度過高時，那就得排除溶於水中的鈣及鎂，這時將水煮沸也是第一要件。但是有時單靠煮沸也降不了硬度，此時得用離子交換樹脂過濾才好。

那我就來列舉飲用水的條件：

●既衛生又安全的水

①是指沒有一般細菌及大腸菌的水。為每一毫升中存在一百個以下一般細菌，而且又檢

查不出大腸菌的水。

②檢查不出有毒物質的水。即不含氰離子、水銀及有機磷的水。

③如果對人體有害的物質含量在水質基準以下，即為安全的水。這些物質包括了硝酸性氮素、氟素、鉀、六價鉻及三滷甲烷等。

●看起來乾淨的水

①不含異物的水。水裡本來就容易混入浮游生物、水蚤及輪蟲等，但是不含這些異物者才是乾淨的水。

②混濁度適當的水。以數據表示混濁程度，在日本規定於二度以內才是。這是指每一公升的水中混入一種屬於高嶺土的粘土二毫克時的混濁狀況。這樣的程度在杯內也感覺不出它的混濁度。

③色度在五度以下的水。以數據表示色度，在日本的標準為五度以下。這一點和其他外國相比較為嚴格。水之所以會著色，主要是因為腐黑物（腐植質）所致。

●可口的水、難喝的水

檢查酒味時有所謂「品酒」的說法。同樣道理要查可口水味時也有「嚐水味」的說法，例如，自來水公司有專門查看可口水味的「品嚐者」。被品嚐者認定可口的水與否，有如下的條件：

①含有使水可口的成分，這成分中有礦物質。而鈣、鎂、鈉、鐵、錳，這些都是左右水味的重要因素。

礦物質太多的話，一般水的硬度也會偏高、遲鈍而油膩。覺得帶有苦味、澀味及鹹味。礦物質的合適量是每公升中有三十～三百毫克。最理想的還是一百毫克，如此水味才會圓潤。

②硬度適當的水。硬度偏高的話，水就有膩味，反過來偏低了就清淡了。適當的硬度是每公升中十～一百毫克，但是大多數的人都喜歡五十毫克左右的硬度。

鈣的存量問題，假如鈣的含量比鎂多，水就可口，鎂多於鈣的話，苦味會變強。

③含適當二氧化碳的水。只要水裡充分溶化二氧化碳，水味就會新鮮清淨。

這是因為水中的碳酸會刺激舌頭及胃的神經，也促進消化液的分泌。如果碳酸過多，刺激過強會有辛辣味，相反地太少的話則會像漏氣的啤酒一樣。一公升中含有三～三十毫克最為適當。

●檸檬水

●材料（一人份）　圓片狀的檸檬…一～三枚，水…一八〇cc，冰…少量。

●作法　在清水中放入檸檬（隨喜愛加減），再放入冰。

●昆布湯（海帶湯）

●材料（一人份）　烤過的昆布…三公分大二片，熱開水…一八〇cc，食鹽…少量。

●作法　在燒烤過的昆布上澆入開水，再放入少量食鹽。

●麵湯

●作法　在一八〇cc的麵湯中加入少量醬油及山椒粉一小撮。

●櫻花湯

●材料（一人份）　醃泡過的櫻花…一朵，熱湯…一五〇cc。

●作法　在茶碗裡放入櫻花，注入熱開水飲用。

●杏仁湯

●材料（一人份）　杏仁乾…一個，麥芽糖…二小匙，熱開水…一八〇cc。

●作法　把杏仁乾搗碎，放入茶碗中，再加麥芽糖並注入熱開水飲用。

●藥茶的功用及煎法

茶也和咖啡一樣，剛開始是當作藥飲用，藥茶的功效也可說是相同。

任何藥茶的煎法都沒有太大的差異。只要在能直接上火的土瓶及土鍋中放入六〇〇cc左右的水，再加入二～三大匙左右的藥茶，小心不要讓水溢出煎熬。煎藥的容器以藥瓶及土鍋最為合適，假如沒有以鋁鍋煎製也無妨。

煎熬的程度以湯汁濃烈一點才容易發揮藥效。不易服下的話改以輕煎也好。雖然藥茶對各種症狀都有功效，但也不是立即生效，必須長時間繼續飲用才行，所以喝起來可口才具重要性。

●枸杞茶

●枸杞的性質、枸杞茶的效用　枸杞在東南亞分佈廣泛，在河堤等處也常可見到。是茄科植物，只要輕煎就會發出芳香，是容易飲用的藥茶。

枸杞不只是葉片有效，連同根部的皮及果實也可當強壯劑，自古以來即被使用。也當中藥使用。據說對懼冷症和高血壓也很好。乾燥的枸杞根皮叫做地骨皮，果實則稱之為「枸杞子」，自古相傳有滋養強壯、長生不老的功效。

另外，枸杞的葉片叫枸杞葉，中藥認為有解熱、止渴的效果而使用之。

●羊角豆茶

●蝦藻的性質、羊角豆茶的效用　蝦藻原產於北美洲，是豆科植物。所謂的羊角豆茶是以蝦藻的種子烘焙代茶引用。它的種子又叫做決明子，假如生吃會有腥味，所以必須炒至表皮微焦的程度方可使用。

含有微弱的緩和作用及利尿作用成分，因此具有健胃、整腸、利尿、緩和下痢的功效。據說以種子的煎湯洗眼對眼疾有益。

●薏苡茶

●薏苡的性質、薏苡茶的效用　薏苡的原產地在越南或據說是在菲律賓，於日本江戶時代傳來。子房成熟後，葉梢變得稍微堅硬，顏色也轉為深褐色，當中會有一個果實。

薏苡因為有利尿、鎮痛及強壯作用，所以一般認為可以有效治療浮腫、神經痛、風濕症、去疣、膀胱結石及胃癌等。據說可以改善血液循環，有美膚的作用。除了果實以外，薏苡根也有利尿、驅蟲作用，可用於治療黃疸及神經痛。

●高麗人蔘茶

●高麗人蔘的性質及茶的效用　為分佈於朝鮮半島及中國東北部一帶的五加科植物。傳說在江戶時代中期傳來日本。它的根是中藥的重要秘方。

對於強壯、強精、消除疲勞及新陳代謝的潤滑等很有艮效，特別推薦給腸胃弱的人。

●柿葉茶

●柿子的性質、柿葉茶的效用　柿子可說是原產於中國、朝鮮半島及日本等地。自古以來即將其評定為民間藥品。

柿葉茶是將柿葉切成適當大小，使之乾燥，煎過後對於治中風有效果。柿子的蒂煎成汁也可成為打嗝的妙藥，另外對於夜尿症及凍傷也頗有艮效。

澀柿子對於止血作用、燙傷、凍傷及打撲傷都有功效，自古即被人們稱好。

●牻牛苗茶

●牻牛苗的性質及茶的效用　牻牛苗自生於日本、朝鮮半島及台灣的山野。牻牛苗於花開時連同葉、莖、花一起摘下採集曬乾，可當藥茶使用。據說藥效很大，才被稱為「現時證據」。

對於健胃整腸也有效果。又有消炎、止血、收斂及殺菌作用，據聞可治療大腸黏膜炎、下痢、胃潰瘍及十二指腸潰瘍等。要防止下痢必須將之濃煎趁熱喝，但是換成便秘則必須輕煎，等涼了之後再喝。

●蕺菜茶

●蕺菜的性質、蕺菜茶的效用　蕺菜分佈於中國及喜馬拉雅地方，屬於蕺菜屬的多年生藥草。

將乾燥的莖及葉煎食服用的有利尿、排膿及解毒作用，用於治療斑疹等腫瘍、皮膚病、蓄膿症、高血壓及便秘等。

或者用火烤葉片至柔軟為止，作為外用藥用於腫瘍上也很好，是由其精油成分作成皮膚病藥。

●人氣超群的烏龍茶及普洱茶

如今中國茶頗孚人望。無論是在節食方面及健康上都相當吃香。據說其中的烏龍茶及普洱茶都有降低血中膽固醇的功能，這是經過中國的昆明醫學院公認，另外，經過日本靜岡藥科大學的富田教授確認，證實普洱茶有消除腹部脂肪的功效。

●中國茶種類及日本茶的相異點

在日本只要提到茶，幾乎是指綠茶。製茶方法也只有一種，即是摘下之後用水蒸氣燙茶葉，再以手或機械搓揉，使之乾燥的製造方法。種類也不多，只有玉露、煎茶及番茶等。

相反地中國茶的種類有二百多種，可以粗分為如下四種：

①依酵素的發酵程度而分。

②依據產品的外形而分。

③依黴菌發酵的有無而分。

④依茶的顏色而分。

●中國茶的效用

先前說過中國茶有節食的渴望效果，雖然這一點並沒有錯，但是我們先來簡單說明為何有瘦身的現象。

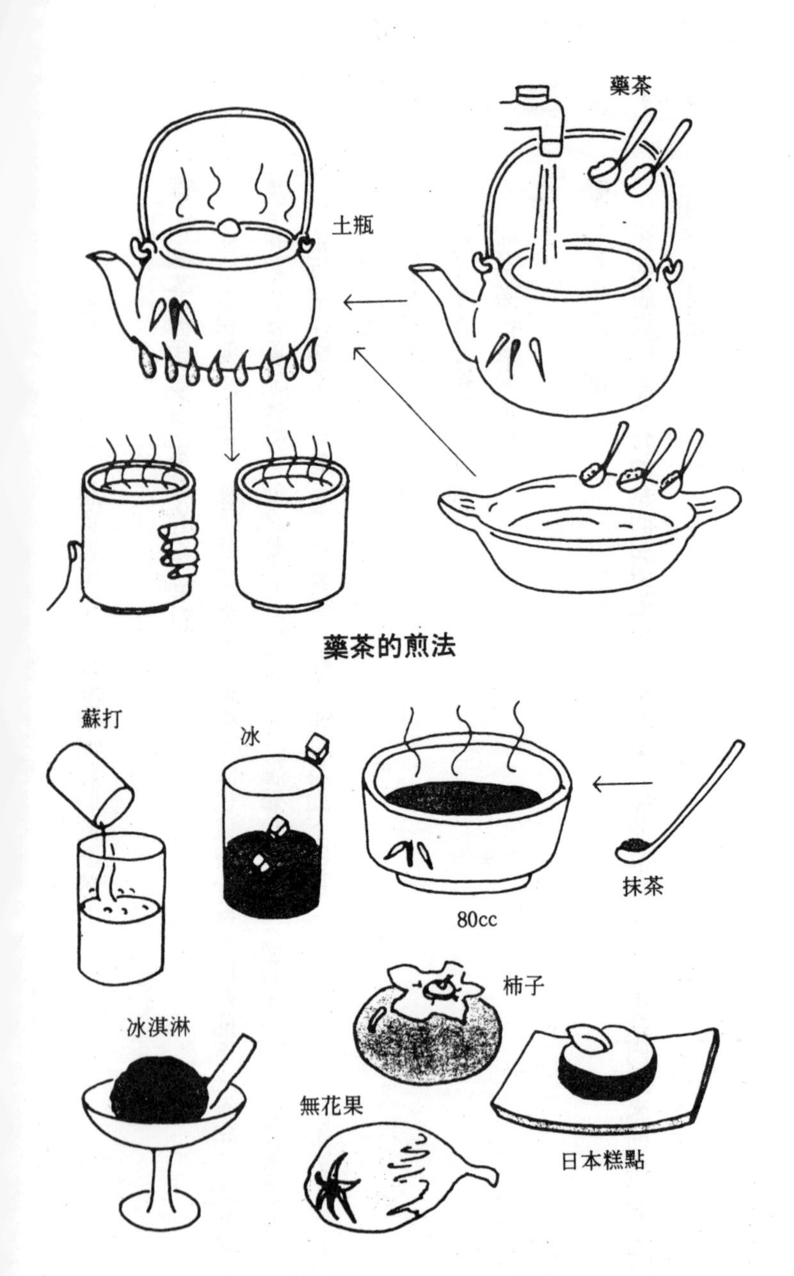

藥茶的煎法

泡抹茶的方法及適合的糕點

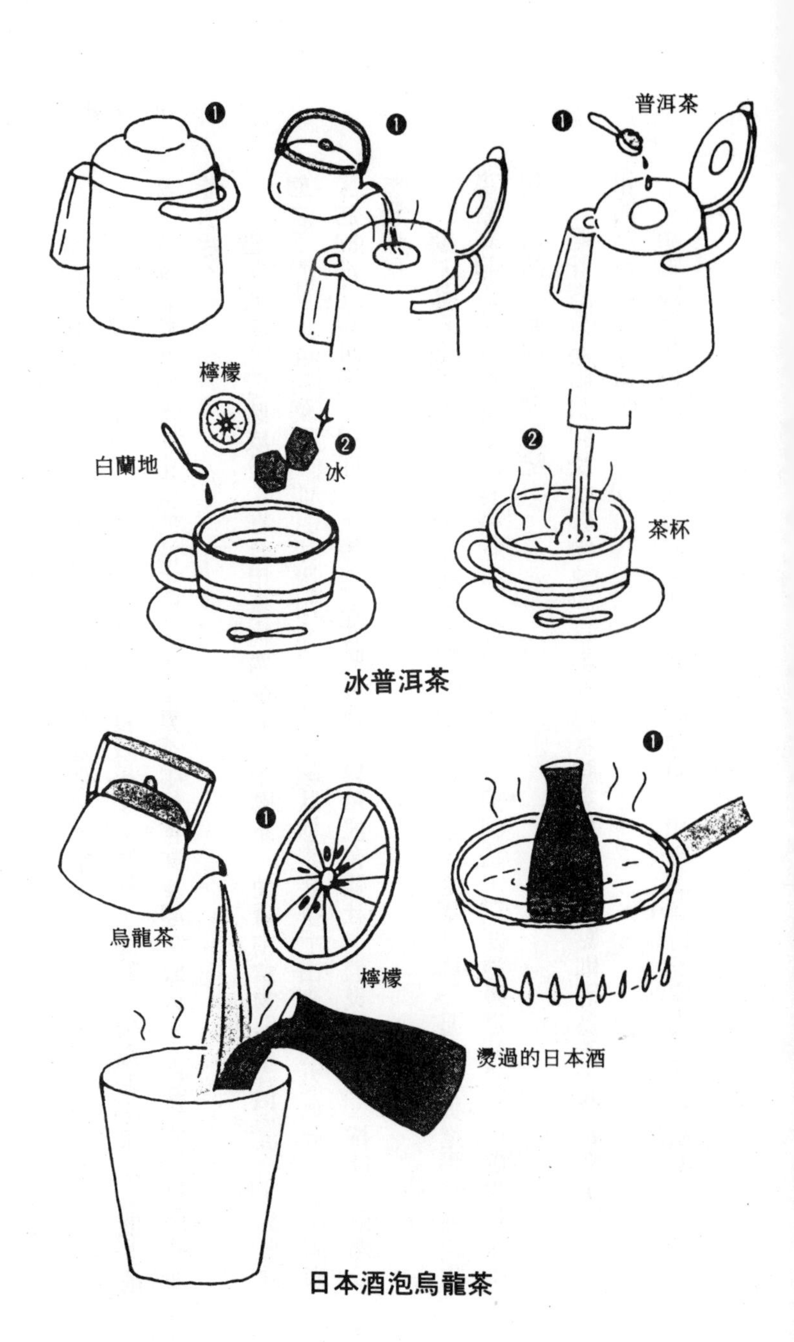

普洱茶
檸檬
白蘭地
冰
茶杯
冰普洱茶
烏龍茶
檸檬
燙過的日本酒
日本酒泡烏龍茶

會產生瘦身現象是因為體內積存的脂肪引起體外的氧氣燃燒而產生。

現在實際來做做看就可了解中國茶的節食效果了。將沾了油的手指以普洱茶或烏龍茶清洗，就能乾乾淨淨地將指尖的油去除。這是靠茶中的苦味及澀味成分——皂草甙和丹寧的功能引起。

皂草甙屬於苦味成分，在食用食物過後喝下中國茶，使胃中食物與茶互相混合，如此狀態之下脂肪便成為粥狀，並且以吸附食品中的纖維狀態直接排泄出來。因為如此，能夠阻礙脂肪的消化與吸收，繼而防止體內脂肪的積存。皂草甙有強壯、消炎、解毒、抗菌、致癌及整腸作用。

屬於澀味成分的丹寧有防止細胞內脂肪氧化的功能。過氧化脂肪是成為促進動脈硬化和導致細胞老化的脂褐質之有害物質。如今丹寧可以抑制它，只要透過皂草甙及丹寧的共同作用就可防止體內積存脂肪。

肥胖者分為脂肪胖及水胖兩型。日本人以水胖為多，這一點則因為茶中含有咖啡因，飲用的話可以有效預防。

咖啡因有利尿作用，在高血壓及腎臟病的預防，和排除鹽份及廢物上都有益處。

另外，咖啡因有進一步的覺醒作用，有消除疲勞，使身體活潑化的神奇效果。使身體活潑化靠的是使血管擴張、血流量增強的作用，也有燃燒多餘脂肪，防止肥胖的功能。

除此之外，中國茶以茶氨酸為首，包括二十種類的胺基酸、維他命、礦物質等營養素含於其中。在維他命中含有A、B_1、B_2及煙酸等，能防止肌膚衰老，消除疲勞，促進血管年輕化。

中國人自古以來即有一邊吃燒賣、水餃，一邊飲茶，談笑風生的習慣，這是促進身心健康的最佳方法。

■中國茶的喝法

☆冰普洱茶

●材料（一人份）　普洱茶…一大匙，白蘭地…少許，檸檬…一切片，冰…少許，湯…一八〇cc。

●泡法　①把普洱茶放入茶壺，注入熱開水，擱置三分鐘。

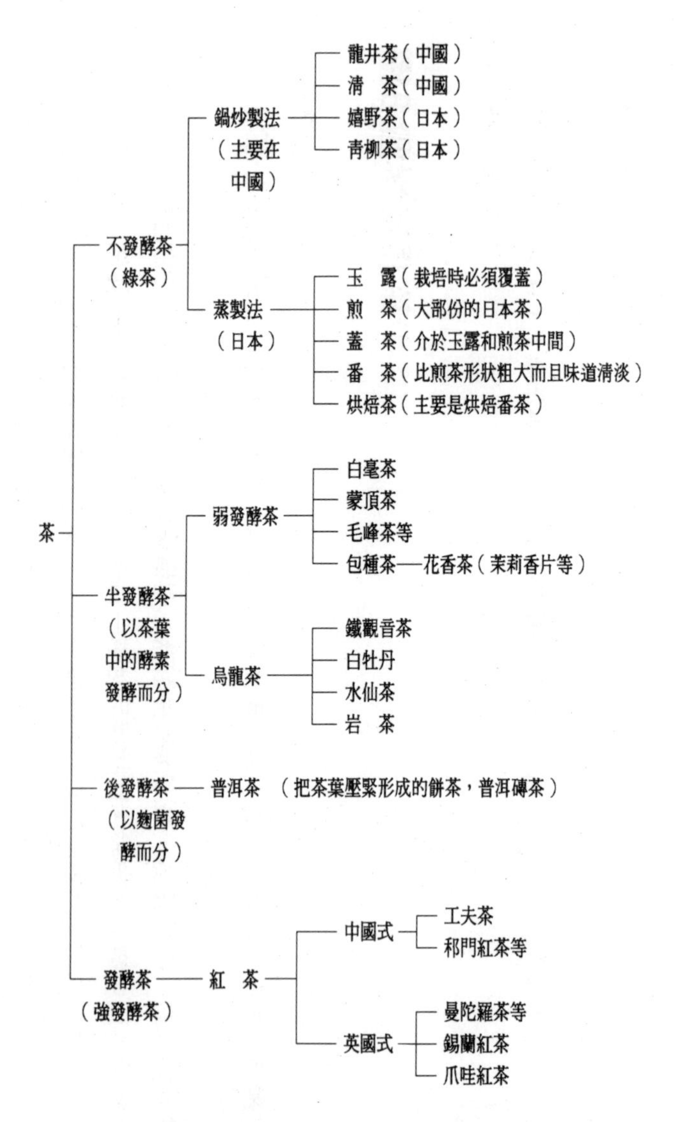

各式各樣的茶（製法上的分類）

②把①注入杯中，加入檸檬及冰，滴下少許白蘭地。

☆日本酒泡烏龍茶

●材料（一人份）　日本酒…一〇〇cc，烏龍茶（濃一點）…八〇cc，檸檬…一切片。

●泡法　把燙過的日本酒注入熱烏龍茶中，並擺於檸檬飄浮於上裝飾。

這種泡法在冰涼後再飲用也很美味。

水、紅茶、普通茶

日本茶可以強化身心

●綠茶的種類

日本茶大半屬於不發酵茶。所謂不發酵茶是指摘下後立刻熱處理的茶。日本的煎茶、玉露、抹茶及番茶等都是經過蒸氣熱處理，應該屬於不發酵茶中的蒸製茶。

不發酵茶不經過蒸煮而改以鍋炒的方法稱為鍋炒茶，九州的嬉野茶、青柳茶都是。雖然蒸茶的方法是日本獨特擁有，但是鍋炒卻是全世界廣泛使用的方法。

●綠茶的效用

能培養抵抗力，製造美白肌膚的效果，又有消除疲勞、利尿、清醒等生理作用，並成為供給維他命C的來源。

綠茶的風味是由胺基酸、茶素、丹寧、石碳酸物質及碱基等共同作用而能發出獨特的芳香。

它的澀味是由丹寧形成，而香氣則由乙烯醇引起。

●煎　茶

煎茶為綠茶的代表。依摘取時期分為一～三號茶。但是出售的煎茶則以二號茶為限。

●選擇方法　首先要以顏色分辨。如果早摘的茶葉，顏色會較鮮艷，晚摘則葉色會發黑，不發黑的才是上等茶。至於外形要選葉片堅韌細長，有份量且品質均等之葉，莖及粉都少者方為上等品。

●泡法、喝法　高級的煎茶以吃為主，不用喝的。茶葉以五人份量重六～八公克。在茶葉中注入開水時要如細絲一般注入，到了二～三泡時可以直接把開水放入茶壺內，可是水量要泡滿，而經常要喝乾是很重要的事。

一大早喝過熱的茶並不好，因為當時胃液分泌還不活潑，只要等有了人體肌膚左右的溫度再飲用就可以了。

可能的話，再配上一個話梅就無懈可擊了。因為話梅可使胃液大量分泌的關係。

●玉　露

只收集能供應上等葉片的老樹而已，從摘茶二週前就以竹簾把茶園覆蓋起來，如此隔離直射陽光就可萌出柔軟而色彩鮮豔的芽，然後割下來。

●選擇方法　從樹齡高又好的樹木採下的嫩芽比起煎茶顏色明顯而鮮豔，又有膨脹感為上等品。質地堅硬、色澤又不好者顯得澀味過強。我想還是到以美味受誇耀的老店舖購買才好。

●泡法、喝法　在白開水器裡放進一杯份的玉露茶，再放一杯份的白開水擱置放涼。接著加熱茶杯（冬天要放涼），把茶葉放入茶壺，從白開水器灌輸茶水到茶壺去。然後立刻在空的白開水器中放入第二杯白開水並擱置之。

開水必須把煮開的水溫度降至攝氏五十～六十度。注入茶壺內的茶要擱置二～三分鐘。從第二泡開始，只要花一半的時間就足夠了。在茶後食用糕點為一般的禮儀，但是也不必拘泥於老套，偶而省去繁瑣的禮節隨便喝喝也不錯。茶葉要比煎茶多八公克。

如果開水的溫度較低則幾乎不會破壞到維他命C，所以可說是對健康有益的茶。在配合食用有豐富蜂蜜的糕點時，就可充分攝取鈣質，消除急躁及缺乏穩定的毛病。

食品名稱	可食用部份以100公克為單位									
	能量		水份	蛋白質	脂肪	碳水化合物		石灰成份	無機質	
						糖份	纖維		鈣	磷
	Kcal	kJ	(……g……)						(…mg…)	
玉　露	—	—	3.1	29.1	4.1	32.7	11.1	6.4	390	410
抹　茶	—	—	4.8	30.7	5.3	28.6	10.0	7.4	420	350
煎　茶	—	—	4.9	24.0	4.6	35.2	10.6	5.4	440	280
鍋炒茶	—	—	5.0	24.2	3.5	35.6	10.7	5.5	490	250
番　茶	—	—	4.4	19.7	4.4	33.5	19.5	5.5	740	210
烘焙茶	—	—	2.2	18.2	4.8	39.2	18.7	5.5	490	280
糙米茶	—	—	2.9	13.0	3.4	62.9	7.9	3.1	270	230

食品名稱	可食用部份以100公克為單位									
	無機質			維他命						
				A						
	鐵	鈉	鉀	維生素A	胡蘿蔔素	A效力	B_1	B_2	烟草酸	C
	(…mg…)			(…ug…)		IU	(……mg……)			
玉　露	10.4	11	2800	0	21000	12000	0.30	1.16	6.0	110
抹　茶	17.0	6	2700	0	29000	16000	0.60	1.35	4.0	60
煎　茶	20.0	3	2200	0	13000	7200	0.35	1.40	4.0	250
鍋炒茶	24.0	4	2200	0	13000	7200	0.35	1.80	7.0	200
番　茶	38.0	4	1900	0	14000	7800	0.25	1.40	5.4	150
烘焙茶	12.9	6	1900	0	12000	6700	0.10	0.82	5.6	44
糙米茶	10.3	6	960	0	7000	3900	0.16	0.71	3.9	75

綠　茶　類　成　份　值

摘自科學技術廳〔日本食品標準成份表四修版〕

●莖　茶

單以茶莖製成的茶，只收集煎茶及玉露在製造過程中除去的茶莖。是品嚐茶莖特有風味的茶。本葉如果是高級品，那麼相同地它的莖茶也會是高級品。味道也會有灰汁，不輸給煎茶及玉露。

莖茶中特別被珍視的是玉露的莖茶，稱做「雁首」。

●選擇方法　要選擇紅褐色的莖且沒有混合到粗莖的茶莖。和煎茶一樣，愈是鮮艷濃綠愈好。

●泡法、喝法　有煎茶的茶莖及玉露的茶莖，喝法以煎茶或玉露為準。把滿滿的開水加入中級茶中飲用也很可口。

因為充分含有維他命C及丹寧，所以就保持年輕的作用而言是值得期待的一種茶。不要用太燙的開水有兩個好處，一是更能顯現可口茶味，另一則是較不會破壞維他命。

●烘焙茶

是以大火炒番茶使發出香味的一種茶，是使用煎茶、玉露、莖茶及番茶等，在家中也能輕鬆作成。茶葉顏色稍微改變而且香味稍微冒出時為其烘焙標準。烘焙茶無論在家中或者公司都受到喜愛，也是值得大力推薦的茶之一。經過烘焙有一優點，即是能夠熱死雜菌，比起普通煎茶的咖啡因少，丹寧也一樣少，連孩子和病人都可安心飲用。

●選擇方法　要選劣等老茶愈少愈為高級的烘焙茶，其顏色必須是固定的狐狸色。

●泡法、喝法　遇到冬天時，必須事先用開水充分將茶杯加熱擱置，然後再注入滾開冒煙的開水。夏天則將其冰涼擺放，再添加檸檬即可攝取維他命，又可消除疲勞。

茶餘點心以淺醃的涼拌菜或鹹烹海味食用，可成為鈣及鐵份等的營養補給。

●番　茶

煎茶的本茶以外，一律都為番茶。是在煎茶的製造過程中被排去的大葉、莖、粉及芽等。又二號番號、三號番茶也都成為番茶材料。

●選擇方法　盡量選擇茶片小，不呈紅褐色的才算好茶。

●泡法、喝法　事先將番茶茶杯加熱。茶葉最好放進開水裡，這時比煎茶少一點就可以，但開水要加入滿滿使用。

燙熱的番茶配上年糕片、鹹海帶及醃菜等口味恰到好處。幾個人閒聊，不免談笑風生話古今，但是茶最好不要趁熱喝，放涼一點喝對胃比較好。另外，茶餘點心也以不太鹹的為宜。

以熱茶配鹹食未免令人有些擔心。因為好不容易喝茶會恢復心理健康，所以也要兼顧到身體方面的健康。

■茶的作法

☆梅煎茶

●**材料（一人份）**　紫蘇卷酸梅…一個，煎茶…一五〇cc。

●**作法**　把話梅放入杯中，注入稍微熱騰騰的煎茶。

☆香煎米菓茶

●**材料（一人份）**　以香煎用的米菓…滿滿一小匙，砂糖…一小匙，熱開水…一五〇cc。

●**作法**　在加熱過的茶杯中放入米菓及砂糖，再注入開水。

☆香煎青紫蘇

●作法　在溫熱的杯中放入搗碎成粉的紫蘇，注入熱鹹湯飲用。

☆昆布梅茶

●材料（一人份）　梅子肉…一大匙，昆布茶…滿滿一小匙，白開水…一八〇cc。

●作法　把梅子肉和昆布茶粉一起放入茶杯中，再注入白開水。

☆烘焙茶配老酒

●材料（一人份）　老酒……三十cc，熱烘焙茶…一五〇cc，檸檬切片…一片。

●作法　在溫熱的杯中放入老酒和檸檬，注入烘焙茶即可飲用。

☆白蘭地麥茶

●材料（一人份）　冰麥茶…一八〇cc，白蘭地…三大匙。

●作法　把冰冷的濃麥茶注入茶杯中，再滴下白蘭地。放入冰塊也可以。

☆玫瑰茶

●作法　把一小撮的玫瑰花瓣放入茶壺，注入熱開水，擱置五分鐘左右。再倒入溫熱的茶杯裡。

☆生姜番茶

●作法　將熱番茶注入茶杯中，滴下少許生薑汁，即可飲用。

●抹　茶

在日本名古屋、金澤、松江市等擁有悠久歷史的地方，目前人們經常飲用抹茶以取代煎茶。抹茶是將叉開葉片多的茶樹加蓋，而後摘取的茶葉。

蒸過的茶葉不經搓揉而使之乾燥，再以石臼搗成粉。作為原料的茶葉最重要的是葉色要濃，也必須要有甜味。其中富有澀味的用於製造薄茶，至於甜味和香味都強者，則可用於作濃茶或薄茶。

●選擇方法　顏色呈鮮豔黃鶯色的為上等茶。至於帶黃味者則失去了味道及香味。其次要選擇鮮豔且有高級感覺的茶。色澤的深淺要選淺綠色者較為甘甜，接近暗綠色者則帶有澀味。

要注意的一點是，抹茶比什麼茶都容易變質，因此要找銷路好的店去購買。

●抹茶的泡法、喝法　抹茶的量以茶杓一匙半為適量，開水的量為八十cc左右。把開水一度煮開之後，將不再沸騰的熱開水注入就行了。

首先，先食用日式糕點，再喝抹茶。又像柿子及無花果等有澀味的水果也很適合配茶。至於以健康為目的的話，就不必去斤斤計較糕點了。

要配合抹茶的話，冰淇淋等也意外地可口。而抹茶不必非為熱食，冷卻後食用也很味美，這是因為寡糖等低卡路里甜味料含於其中的關係。使冰塊飄浮於上或以蘇打稀釋也可以。

●抹茶的作法

☆檸檬茶

●材料（一人份）　抹茶…一小匙，檸檬圓切片…一片。

●作法　加白開水於抹茶內，使檸檬切片飄浮於上。

☆牛奶抹茶

●材料（一人份） 抹茶…一小匙，牛奶…五十cc，蜂蜜…一大匙，水…一百cc。

●作法 於玻璃杯內加入抹茶和蜂蜜，然後加水溶入，再加進牛奶。

☆陳皮抹茶

●作法 在抹茶中注入白開水，加入一小撮絲狀陳皮。

☆梅子抹茶

●材料（一人份） 抹茶…一小匙，梅干肉…小的一個，白開水…一五〇cc。

●作法 在茶杯內放入梅干肉及抹茶，注入白開水。

☆蘘荷抹茶

●材料（一人份） 抹茶…一小匙，蘘荷絲…一小撮，食鹽…極少量，白開水…一五〇cc。

作法　把抹茶及一小撮蘘荷絲放入杯內，注入開水，再加入少量食鹽。

☆綠茶白蘭地

●材料（一人份）　抹茶…一小匙，白蘭地…二小匙，白開水…一五〇cc。

●作法　在抹茶中注入白開水，再加入白蘭地。

後序

我核對了『飲料健康法』之後，有幾個感想，不知各位覺得如何呢？但願本書對於你的健康有些許益處，請在日常生活中實踐。

我在寫這本書時找到很多相當不錯的食品，重新感到上帝對造化的力量令人覺得很感動。其中也有四千多年前被傳到中國的『神農本草經』中出現的許多食物，在這時候同時也體會到中國的偉大及悠久的歷史。

本書想提供給各位讀者更多了不起的食品，但是這次只鎖定對身體效益大，容易買得到的實用食品。作成飲料保證有益健康的飲料還有許多，其他日後再推薦給大家。

食品專家白鳥　早奈英

大展出版社有限公司　圖書目錄

地址：台北市北投區(石牌)
致遠一路二段12巷1號
郵撥：0166955～1
電話：(02)28236031
28236033
傳真：(02)28272069

・法律專欄連載・電腦編號58

台大法學院　法律學系／策劃
法律服務社／編著

1. 別讓您的權利睡著了 1		200元
2. 別讓您的權利睡著了 2		200元

・秘傳占卜系列・電腦編號14

1. 手相術	淺野八郎著	180元
2. 人相術	淺野八郎著	150元
3. 西洋占星術	淺野八郎著	180元
4. 中國神奇占卜	淺野八郎著	150元
5. 夢判斷	淺野八郎著	150元
6. 前世、來世占卜	淺野八郎著	150元
7. 法國式血型學	淺野八郎著	150元
8. 靈感、符咒學	淺野八郎著	150元
9. 紙牌占卜學	淺野八郎著	150元
10. ESP 超能力占卜	淺野八郎著	150元
11. 猶太數的秘術	淺野八郎著	150元
12. 新心理測驗	淺野八郎著	160元
13. 塔羅牌預言秘法	淺野八郎著	200元

・趣味心理講座・電腦編號15

1. 性格測驗① 探索男與女	淺野八郎著	140元
2. 性格測驗② 透視人心奧秘	淺野八郎著	140元
3. 性格測驗③ 發現陌生的自己	淺野八郎著	140元
4. 性格測驗④ 發現你的真面目	淺野八郎著	140元
5. 性格測驗⑤ 讓你們吃驚	淺野八郎著	140元
6. 性格測驗⑥ 洞穿心理盲點	淺野八郎著	140元
7. 性格測驗⑦ 探索對方心理	淺野八郎著	140元
8. 性格測驗⑧ 由吃認識自己	淺野八郎著	160元
9. 性格測驗⑨ 戀愛知多少	淺野八郎著	160元
10. 性格測驗⑩ 由裝扮瞭解人心	淺野八郎著	160元

11. 性格測驗⑪ 敲開內心玄機	淺野八郎著	140元
12. 性格測驗⑫ 透視你的未來	淺野八郎著	160元
13. 血型與你的一生	淺野八郎著	160元
14. 趣味推理遊戲	淺野八郎著	160元
15. 行為語言解析	淺野八郎著	160元

・婦幼天地・電腦編號 16

1. 八萬人減肥成果	黃靜香譯	180元
2. 三分鐘減肥體操	楊鴻儒譯	150元
3. 窈窕淑女美髮秘訣	柯素娥譯	130元
4. 使妳更迷人	成　玉譯	130元
5. 女性的更年期	官舒妍編譯	160元
6. 胎內育兒法	李玉瓊編譯	150元
7. 早產兒袋鼠式護理	唐岱蘭譯	200元
8. 初次懷孕與生產	婦幼天地編譯組	180元
9. 初次育兒12個月	婦幼天地編譯組	180元
10. 斷乳食與幼兒食	婦幼天地編譯組	180元
11. 培養幼兒能力與性向	婦幼天地編譯組	180元
12. 培養幼兒創造力的玩具與遊戲	婦幼天地編譯組	180元
13. 幼兒的症狀與疾病	婦幼天地編譯組	180元
14. 腿部苗條健美法	婦幼天地編譯組	180元
15. 女性腰痛別忽視	婦幼天地編譯組	150元
16. 舒展身心體操術	李玉瓊編譯	130元
17. 三分鐘臉部體操	趙薇妮著	160元
18. 生動的笑容表情術	趙薇妮著	160元
19. 心曠神怡減肥法	川津祐介著	130元
20. 內衣使妳更美麗	陳玄茹譯	130元
21. 瑜伽美姿美容	黃靜香編著	180元
22. 高雅女性裝扮學	陳珮玲譯	180元
23. 蠶糞肌膚美顏法	坂梨秀子著	160元
24. 認識妳的身體	李玉瓊譯	160元
25. 產後恢復苗條體態	居理安・芙萊喬著	200元
26. 正確護髮美容法	山崎伊久江著	180元
27. 安琪拉美姿養生學	安琪拉蘭斯博瑞著	180元
28. 女體性醫學剖析	增田豐著	220元
29. 懷孕與生產剖析	岡部綾子著	180元
30. 斷奶後的健康育兒	東城百合子著	220元
31. 引出孩子幹勁的責罵藝術	多湖輝著	170元
32. 培養孩子獨立的藝術	多湖輝著	170元
33. 子宮肌瘤與卵巢囊腫	陳秀琳編著	180元
34. 下半身減肥法	納他夏・史達賓著	180元
35. 女性自然美容法	吳雅菁編著	180元
36. 再也不發胖	池園悅太郎著	170元

37. 生男生女控制術	中垣勝裕著	220 元
38. 使妳的肌膚更亮麗	楊　皓編著	170 元
39. 臉部輪廓變美	芝崎義夫著	180 元
40. 斑點、皺紋自己治療	高須克彌著	180 元
41. 面皰自己治療	伊藤雄康著	180 元
42. 隨心所欲瘦身冥想法	原久子著	180 元
43. 胎兒革命	鈴木丈織著	180 元
44. NS 磁氣平衡法塑造窈窕奇蹟	古屋和江著	180 元
45. 享瘦從腳開始	山田陽子著	180 元
46. 小改變瘦 4 公斤	宮本裕子著	180 元
47. 軟管減肥瘦身	高橋輝男著	180 元
48. 海藻精神秘美容法	劉名揚編著	180 元
49. 肌膚保養與脫毛	鈴木真理著	180 元
50. 10 天減肥 3 公斤	彤雲編輯組	180 元
51. 穿出自己的品味	西村玲子著	280 元

・青 春 天 地・電腦編號 17

1. A 血型與星座	柯素娥編譯	160 元
2. B 血型與星座	柯素娥編譯	160 元
3. O 血型與星座	柯素娥編譯	160 元
4. AB 血型與星座	柯素娥編譯	120 元
5. 青春期性教室	呂貴嵐編譯	130 元
6. 事半功倍讀書法	王毅希編譯	150 元
7. 難解數學破題	宋釗宜編譯	130 元
9. 小論文寫作秘訣	林顯茂編譯	120 元
11. 中學生野外遊戲	熊谷康編著	120 元
12. 恐怖極短篇	柯素娥編譯	130 元
13. 恐怖夜話	小毛驢編譯	130 元
14. 恐怖幽默短篇	小毛驢編譯	120 元
15. 黑色幽默短篇	小毛驢編譯	120 元
16. 靈異怪談	小毛驢編譯	130 元
17. 錯覺遊戲	小毛驢編著	130 元
18. 整人遊戲	小毛驢編著	150 元
19. 有趣的超常識	柯素娥編譯	130 元
20. 哦！原來如此	林慶旺編譯	130 元
21. 趣味競賽 100 種	劉名揚編譯	120 元
22. 數學謎題入門	宋釗宜編譯	150 元
23. 數學謎題解析	宋釗宜編譯	150 元
24. 透視男女心理	林慶旺編譯	120 元
25. 少女情懷的自白	李桂蘭編譯	120 元
26. 由兄弟姊妹看命運	李玉瓊編譯	130 元
27. 趣味的科學魔術	林慶旺編譯	150 元
28. 趣味的心理實驗室	李燕玲編譯	150 元

29. 愛與性心理測驗	小毛驢編譯	130元
30. 刑案推理解謎	小毛驢編譯	130元
31. 偵探常識推理	小毛驢編譯	130元
32. 偵探常識解謎	小毛驢編譯	130元
33. 偵探推理遊戲	小毛驢編譯	130元
34. 趣味的超魔術	廖玉山編著	150元
35. 趣味的珍奇發明	柯素娥編著	150元
36. 登山用具與技巧	陳瑞菊編著	150元
37. 性的漫談	蘇燕謀編著	180元
38. 無的漫談	蘇燕謀編著	180元
39. 黑色漫談	蘇燕謀編著	180元
40. 白色漫談	蘇燕謀編著	180元

・健康天地・電腦編號 18

1. 壓力的預防與治療	柯素娥編譯	130元
2. 超科學氣的魔力	柯素娥編譯	130元
3. 尿療法治病的神奇	中尾良一著	130元
4. 鐵證如山的尿療法奇蹟	廖玉山譯	120元
5. 一日斷食健康法	葉慈容編譯	150元
6. 胃部強健法	陳炳崑譯	120元
7. 癌症早期檢查法	廖松濤譯	160元
8. 老人痴呆症防止法	柯素娥編譯	130元
9. 松葉汁健康飲料	陳麗芬編譯	130元
10. 揉肚臍健康法	永井秋夫著	150元
11. 過勞死、猝死的預防	卓秀貞編譯	130元
12. 高血壓治療與飲食	藤山順豐著	150元
13. 老人看護指南	柯素娥編譯	150元
14. 美容外科淺談	楊啟宏著	150元
15. 美容外科新境界	楊啟宏著	150元
16. 鹽是天然的醫生	西英司郎著	140元
17. 年輕十歲不是夢	梁瑞麟譯	200元
18. 茶料理治百病	桑野和民著	180元
19. 綠茶治病寶典	桑野和民著	150元
20. 杜仲茶養顏減肥法	西田博著	150元
21. 蜂膠驚人療效	瀨長良三郎著	180元
22. 蜂膠治百病	瀨長良三郎著	180元
23. 醫藥與生活㈠	鄭炳全著	180元
24. 鈣長生寶典	落合敏著	180元
25. 大蒜長生寶典	木下繁太郎著	160元
26. 居家自我健康檢查	石川恭三著	160元
27. 永恆的健康人生	李秀鈴譯	200元
28. 大豆卵磷脂長生寶典	劉雪卿譯	150元
29. 芳香療法	梁艾琳譯	160元

30. 醋長生寶典	柯素娥譯	180元
31. 從星座透視健康	席拉・吉蒂斯著	180元
32. 愉悅自在保健學	野本二士夫著	160元
33. 裸睡健康法	丸山淳士等著	160元
34. 糖尿病預防與治療	藤田順豐著	180元
35. 維他命長生寶典	菅原明子著	180元
36. 維他命C新效果	鐘文訓編	150元
37. 手、腳病理按摩	堤芳朗著	160元
38. AIDS瞭解與預防	彼得塔歇爾著	180元
39. 甲殼質殼聚糖健康法	沈永嘉譯	160元
40. 神經痛預防與治療	木下真男著	160元
41. 室內身體鍛鍊法	陳炳崑編著	160元
42. 吃出健康藥膳	劉大器編著	180元
43. 自我指壓術	蘇燕謀編著	160元
44. 紅蘿蔔汁斷食療法	李玉瓊編著	150元
45. 洗心術健康秘法	竺翠萍編譯	170元
46. 枇杷葉健康療法	柯素娥編譯	180元
47. 抗衰血癒	楊啟宏著	180元
48. 與癌搏鬥記	逸見政孝著	180元
49. 冬蟲夏草長生寶典	高橋義博著	170元
50. 痔瘡・大腸疾病先端療法	宮島伸宜著	180元
51. 膠布治癒頑固慢性病	加瀨建造著	180元
52. 芝麻神奇健康法	小林貞作著	170元
53. 香煙能防止癡呆？	高田明和著	180元
54. 穀菜食治癌療法	佐藤成志著	180元
55. 貼藥健康法	松原英多著	180元
56. 克服癌症調和道呼吸法	帶津良一著	180元
57. B型肝炎預防與治療	野村喜重郎著	180元
58. 青春永駐養生導引術	早島正雄著	180元
59. 改變呼吸法創造健康	原久子著	180元
60. 荷爾蒙平衡養生秘訣	出村博著	180元
61. 水美肌健康法	井戶勝富著	170元
62. 認識食物掌握健康	廖梅珠編著	170元
63. 痛風劇痛消除法	鈴木吉彥著	180元
64. 酸莖菌驚人療效	上田明彥著	180元
65. 大豆卵磷脂治現代病	神津健一著	200元
66. 時辰療法—危險時刻凌晨4時	呂建強等著	180元
67. 自然治癒力提升法	帶津良一著	180元
68. 巧妙的氣保健法	藤平墨子著	180元
69. 治癒C型肝炎	熊田博光著	180元
70. 肝臟病預防與治療	劉名揚編著	180元
71. 腰痛平衡療法	荒井政信著	180元
72. 根治多汗症、狐臭	稻葉益巳著	220元
73. 40歲以後的骨質疏鬆症	沈永嘉譯	180元

74. 認識中藥	松下一成著	180 元
75. 認識氣的科學	佐佐木茂美著	180 元
76. 我戰勝了癌症	安田伸著	180 元
77. 斑點是身心的危險信號	中野進著	180 元
78. 艾波拉病毒大震撼	玉川重德著	180 元
79. 重新還我黑髮	桑名隆一郎著	180 元
80. 身體節律與健康	林博史著	180 元
81. 生薑治萬病	石原結實著	180 元
82. 靈芝治百病	陳瑞東著	180 元
83. 木炭驚人的威力	大槻彰著	200 元
84. 認識活性氧	井土貴司著	180 元
85. 深海鮫治百病	廖玉山編著	180 元
86. 神奇的蜂王乳	井上丹治著	180 元
87. 卡拉 OK 健腦法	東潔著	180 元
88. 卡拉 OK 健康法	福田伴男著	180 元
89. 醫藥與生活(二)	鄭炳全著	200 元
90. 洋蔥治百病	宮尾興平著	180 元
91. 年輕 10 歲快步健康法	石塚忠雄著	180 元
92. 石榴的驚人神效	岡本順子著	180 元
93. 飲料健康法	白鳥早奈英著	180 元
94. 健康棒體操	劉名揚編譯	180 元
95. 催眠健康法	蕭京凌編著	180 元

・實用女性學講座・電腦編號 19

1. 解讀女性內心世界	島田一男著	150 元
2. 塑造成熟的女性	島田一男著	150 元
3. 女性整體裝扮學	黃靜香編著	180 元
4. 女性應對禮儀	黃靜香編著	180 元
5. 女性婚前必修	小野十傳著	200 元
6. 徹底瞭解女人	田口二州著	180 元
7. 拆穿女性謊言 88 招	島田一男著	200 元
8. 解讀女人心	島田一男著	200 元
9. 俘獲女性絕招	志賀貢著	200 元
10. 愛情的壓力解套	中村理英子著	200 元
11. 妳是人見人愛的女孩	廖松濤編著	200 元

・校園系列・電腦編號 20

1. 讀書集中術	多湖輝著	150 元
2. 應考的訣竅	多湖輝著	150 元
3. 輕鬆讀書贏得聯考	多湖輝著	150 元
4. 讀書記憶秘訣	多湖輝著	150 元

5.	視力恢復！超速讀術	江錦雲譯	180 元
6.	讀書 36 計	黃柏松編著	180 元
7.	驚人的速讀術	鐘文訓編著	170 元
8.	學生課業輔導良方	多湖輝著	180 元
9.	超速讀超記憶法	廖松濤編著	180 元
10.	速算解題技巧	宋釗宜編著	200 元
11.	看圖學英文	陳炳崑編著	200 元
12.	讓孩子最喜歡數學	沈永嘉譯	180 元
13.	催眠記憶術	林碧清譯	180 元

・實用心理學講座・電腦編號 21

1.	拆穿欺騙伎倆	多湖輝著	140 元
2.	創造好構想	多湖輝著	140 元
3.	面對面心理術	多湖輝著	160 元
4.	偽裝心理術	多湖輝著	140 元
5.	透視人性弱點	多湖輝著	140 元
6.	自我表現術	多湖輝著	180 元
7.	不可思議的人性心理	多湖輝著	180 元
8.	催眠術入門	多湖輝著	150 元
9.	責罵部屬的藝術	多湖輝著	150 元
10.	精神力	多湖輝著	150 元
11.	厚黑說服術	多湖輝著	150 元
12.	集中力	多湖輝著	150 元
13.	構想力	多湖輝著	150 元
14.	深層心理術	多湖輝著	160 元
15.	深層語言術	多湖輝著	160 元
16.	深層說服術	多湖輝著	180 元
17.	掌握潛在心理	多湖輝著	160 元
18.	洞悉心理陷阱	多湖輝著	180 元
19.	解讀金錢心理	多湖輝著	180 元
20.	拆穿語言圈套	多湖輝著	180 元
21.	語言的內心玄機	多湖輝著	180 元
22.	積極力	多湖輝著	180 元

・超現實心理講座・電腦編號 22

1.	超意識覺醒法	詹蔚芬編譯	130 元
2.	護摩秘法與人生	劉名揚編譯	130 元
3.	秘法！超級仙術入門	陸明譯	150 元
4.	給地球人的訊息	柯素娥編著	150 元
5.	密教的神通力	劉名揚編著	130 元
6.	神秘奇妙的世界	平川陽一著	200 元

7.	地球文明的超革命	吳秋嬌譯	200 元
8.	力量石的秘密	吳秋嬌譯	180 元
9.	超能力的靈異世界	馬小莉譯	200 元
10.	逃離地球毀滅的命運	吳秋嬌譯	200 元
11.	宇宙與地球終結之謎	南山宏著	200 元
12.	驚世奇功揭秘	傅起鳳著	200 元
13.	啟發身心潛力心象訓練法	栗田昌裕著	180 元
14.	仙道術遁甲法	高藤聰一郎著	220 元
15.	神通力的秘密	中岡俊哉著	180 元
16.	仙人成仙術	高藤聰一郎著	200 元
17.	仙道符咒氣功法	高藤聰一郎著	220 元
18.	仙道風水術尋龍法	高藤聰一郎著	200 元
19.	仙道奇蹟超幻像	高藤聰一郎著	200 元
20.	仙道鍊金術房中法	高藤聰一郎著	200 元
21.	奇蹟超醫療治癒難病	深野一幸著	220 元
22.	揭開月球的神秘力量	超科學研究會	180 元
23.	西藏密教奧義	高藤聰一郎著	250 元
24.	改變你的夢術入門	高藤聰一郎著	250 元

・養生保健・電腦編號 23

1.	醫療養生氣功	黃孝寬著	250 元
2.	中國氣功圖譜	余功保著	230 元
3.	少林醫療氣功精粹	井玉蘭著	250 元
4.	龍形實用氣功	吳大才等著	220 元
5.	魚戲增視強身氣功	宮　嬰著	220 元
6.	嚴新氣功	前新培金著	250 元
7.	道家玄牝氣功	張　章著	200 元
8.	仙家秘傳袪病功	李遠國著	160 元
9.	少林十大健身功	秦慶豐著	180 元
10.	中國自控氣功	張明武著	250 元
11.	醫療防癌氣功	黃孝寬著	250 元
12.	醫療強身氣功	黃孝寬著	250 元
13.	醫療點穴氣功	黃孝寬著	250 元
14.	中國八卦如意功	趙維漢著	180 元
15.	正宗馬禮堂養氣功	馬禮堂著	420 元
16.	秘傳道家筋經內丹功	王慶餘著	280 元
17.	三元開慧功	辛桂林著	250 元
18.	防癌治癌新氣功	郭　林著	180 元
19.	禪定與佛家氣功修煉	劉天君著	200 元
20.	顛倒之術	梅自強著	360 元
21.	簡明氣功辭典	吳家駿編	360 元
22.	八卦三合功	張全亮著	230 元
23.	朱砂掌健身養生功	楊永著	250 元

24. 抗老功	陳九鶴著	230 元
25. 意氣按穴排濁自療法	黃啟運編著	250 元
26. 陳式太極拳養生功	陳正雷著	200 元
27. 健身祛病小功法	王培生著	200 元

・社會人智囊・電腦編號 24

1. 糾紛談判術	清水增三著	160 元
2. 創造關鍵術	淺野八郎著	150 元
3. 觀人術	淺野八郎著	180 元
4. 應急詭辯術	廖英迪編著	160 元
5. 天才家學習術	木原武一著	160 元
6. 貓型狗式鑑人術	淺野八郎著	180 元
7. 逆轉運掌握術	淺野八郎著	180 元
8. 人際圓融術	澀谷昌三著	160 元
9. 解讀人心術	淺野八郎著	180 元
10. 與上司水乳交融術	秋元隆司著	180 元
11. 男女心態定律	小田晉著	180 元
12. 幽默說話術	林振輝編著	200 元
13. 人能信賴幾分	淺野八郎著	180 元
14. 我一定能成功	李玉瓊譯	180 元
15. 獻給青年的嘉言	陳蒼杰譯	180 元
16. 知人、知面、知其心	林振輝編著	180 元
17. 塑造堅強的個性	坂上肇著	180 元
18. 為自己而活	佐藤綾子著	180 元
19. 未來十年與愉快生活有約	船井幸雄著	180 元
20. 超級銷售話術	杜秀卿譯	180 元
21. 感性培育術	黃靜香編著	180 元
22. 公司新鮮人的禮儀規範	蔡媛惠譯	180 元
23. 傑出職員鍛鍊術	佐佐木正著	180 元
24. 面談獲勝戰略	李芳黛譯	180 元
25. 金玉良言撼人心	森純大著	180 元
26. 男女幽默趣典	劉華亭編著	180 元
27. 機智說話術	劉華亭編著	180 元
28. 心理諮商室	柯素娥譯	180 元
29. 如何在公司崢嶸頭角	佐佐木正著	180 元
30. 機智應對術	李玉瓊編著	200 元
31. 克服低潮良方	坂野雄二著	180 元
32. 智慧型說話技巧	沈永嘉編著	180 元
33. 記憶力、集中力增進術	廖松濤編著	180 元
34. 女職員培育術	林慶旺編著	180 元
35. 自我介紹與社交禮儀	柯素娥編著	180 元
36. 積極生活創幸福	田中真澄著	180 元
37. 妙點子超構想	多湖輝著	180 元

38. 說NO的技巧　廖玉山編著　180元
39. 一流說服力　李玉瓊編著　180元
40. 般若心經成功哲學　陳鴻蘭編著　180元
41. 訪問推銷術　黃靜香編著　180元
42. 男性成功秘訣　陳蒼杰編著　180元
43. 笑容、人際智商　宮川澄子著　180元
44. 多湖輝的構想工作室　多湖輝著　200元
45. 名人名語啟示錄　喬家楓著　180元

・精 選 系 列・電腦編號 25

1. 毛澤東與鄧小平　渡邊利夫等著　280元
2. 中國大崩裂　江戶介雄著　180元
3. 台灣・亞洲奇蹟　上村幸治著　220元
4. 7-ELEVEN高盈收策略　國友隆一著　180元
5. 台灣獨立（新・中國日本戰爭一）　森詠著　200元
6. 迷失中國的末路　江戶雄介著　220元
7. 2000年5月全世界毀滅　紫藤甲子男著　180元
8. 失去鄧小平的中國　小島朋之著　220元
9. 世界史爭議性異人傳　桐生操著　200元
10. 淨化心靈享人生　松濤弘道著　220元
11. 人生心情診斷　賴藤和寬著　220元
12. 中美大決戰　檜山良昭著　220元
13. 黃昏帝國美國　莊雯琳譯　220元
14. 兩岸衝突（新・中國日本戰爭二）　森詠著　220元
15. 封鎖台灣（新・中國日本戰爭三）　森詠著　220元
16. 中國分裂（新・中國日本戰爭四）　森詠著　220元
17. 由女變男的我　虎井正衛著　200元
18. 佛學的安心立命　松濤弘道著　220元
19. 世界喪禮大觀　松濤弘道著　280元

・運 動 遊 戲・電腦編號 26

1. 雙人運動　李玉瓊譯　160元
2. 愉快的跳繩運動　廖玉山譯　180元
3. 運動會項目精選　王佑京譯　150元
4. 肋木運動　廖玉山譯　150元
5. 測力運動　王佑宗譯　150元
6. 游泳入門　唐桂萍編著　200元

・休 閒 娛 樂・電腦編號 27

1. 海水魚飼養法　田中智浩著　300元

2. 金魚飼養法　曾雪玫譯　250 元
3. 熱門海水魚　毛利匡明著　480 元
4. 愛犬的教養與訓練　池田好雄著　250 元
5. 狗教養與疾病　杉浦哲著　220 元
6. 小動物養育技巧　三上昇著　300 元
20. 園藝植物管理　船越亮二著　220 元

・銀髮族智慧學・電腦編號 28

1. 銀髮六十樂逍遙　多湖輝著　170 元
2. 人生六十反年輕　多湖輝著　170 元
3. 六十歲的決斷　多湖輝著　170 元
4. 銀髮族健身指南　孫瑞台編著　250 元

・飲 食 保 健・電腦編號 29

1. 自己製作健康茶　大海淳著　220 元
2. 好吃、具藥效茶料理　德永睦子著　220 元
3. 改善慢性病健康藥草茶　吳秋嬌譯　200 元
4. 藥酒與健康果菜汁　成玉編著　250 元
5. 家庭保健養生湯　馬汴梁編著　220 元
6. 降低膽固醇的飲食　早川和志著　200 元
7. 女性癌症的飲食　女子營養大學　280 元
8. 痛風者的飲食　女子營養大學　280 元
9. 貧血者的飲食　女子營養大學　280 元
10. 高脂血症者的飲食　女子營養大學　280 元
11. 男性癌症的飲食　女子營養大學　280 元
12. 過敏者的飲食　女子營養大學　280 元
13. 心臟病的飲食　女子營養大學　280 元
14. 滋陰壯陽的飲食　王增著　220 元

・家庭醫學保健・電腦編號 30

1. 女性醫學大全　雨森良彥著　380 元
2. 初為人父育兒寶典　小瀧周曹著　220 元
3. 性活力強健法　相建華著　220 元
4. 30 歲以上的懷孕與生產　李芳黛編著　220 元
5. 舒適的女性更年期　野末悅子著　200 元
6. 夫妻前戲的技巧　笠井寬司著　200 元
7. 病理足穴按摩　金慧明著　220 元
8. 爸爸的更年期　河野孝旺著　200 元
9. 橡皮帶健康法　山田晶著　180 元
10. 三十三天健美減肥　相建華等著　180 元

11. 男性健美入門	孫玉祿編著	180元
12. 強化肝臟秘訣	主婦の友社編	200元
13. 了解藥物副作用	張果馨譯	200元
14. 女性醫學小百科	松山榮吉著	200元
15. 左轉健康法	龜田修等著	200元
16. 實用天然藥物	鄭炳全編著	260元
17. 神秘無痛平衡療法	林宗駛著	180元
18. 膝蓋健康法	張果馨譯	180元
19. 針灸治百病	葛書翰著	250元
20. 異位性皮膚炎治癒法	吳秋嬌譯	220元
21. 禿髮白髮預防與治療	陳炳崑編著	180元
22. 埃及皇宮菜健康法	飯森薰著	200元
23. 肝臟病安心治療	上野幸久著	220元
24. 耳穴治百病	陳抗美等著	250元
25. 高效果指壓法	五十嵐康彥著	200元
26. 瘦水、胖水	鈴木園子著	200元
27. 手針新療法	朱振華著	200元
28. 香港腳預防與治療	劉小惠譯	200元
29. 智慧飲食吃出健康	柯富陽編著	200元
30. 牙齒保健法	廖玉山編著	200元
31. 恢復元氣養生食	張果馨譯	200元
32. 特效推拿按摩術	李玉田著	200元
33. 一週一次健康法	若狹真著	200元
34. 家常科學膳食	大塚滋著	220元
35. 夫妻們關心的男性不孕	原利夫著	220元
36. 自我瘦身美容	馬野詠子著	200元
37. 魔法姿勢益健康	五十嵐康彥著	200元
38. 眼病錘療法	馬栩周著	200元
39. 預防骨質疏鬆症	藤田拓男著	200元
40. 骨質增生效驗方	李吉茂編著	250元
41. 蕺菜健康法	小林正夫著	200元
42. 赧於啟齒的男性煩惱	增田豐著	220元
43. 簡易自我健康檢查	稻葉允著	250元
44. 實用花草健康法	友田純子著	200元
45. 神奇的手掌療法	日比野喬著	230元
46. 家庭式三大穴道療法	刑部忠和著	200元
47. 子宮癌、卵巢癌	岡島弘幸著	220元
48. 糖尿病機能性食品	劉雪卿編著	220元
49. 奇蹟活現經脈美容法	林振輝編譯	200元
50. Super SEX	秋好憲一著	220元
51. 了解避孕丸	林玉佩譯	200元

・超經營新智慧・電腦編號 31

1.	躍動的國家越南	林雅倩譯	250 元
2.	甦醒的小龍菲律賓	林雅倩譯	220 元
3.	中國的危機與商機	中江要介著	250 元
4.	在印度的成功智慧	山內利男著	220 元
5.	7-ELEVEN 大革命	村上豐道著	200 元
6.	業務員成功秘方	呂育清編著	200 元

・心 靈 雅 集・電腦編號 00

1.	禪言佛語看人生	松濤弘道著	180 元
2.	禪密教的奧秘	葉逯謙譯	120 元
3.	觀音大法力	田口日勝著	120 元
4.	觀音法力的大功德	田口日勝著	120 元
5.	達摩禪 106 智慧	劉華亭編譯	220 元
6.	有趣的佛教研究	葉逯謙編譯	170 元
7.	夢的開運法	蕭京凌譯	130 元
8.	禪學智慧	柯素娥編譯	130 元
9.	女性佛教入門	許俐萍譯	110 元
10.	佛像小百科	心靈雅集編譯組	130 元
11.	佛教小百科趣談	心靈雅集編譯組	120 元
12.	佛教小百科漫談	心靈雅集編譯組	150 元
13.	佛教知識小百科	心靈雅集編譯組	150 元
14.	佛學名言智慧	松濤弘道著	220 元
15.	釋迦名言智慧	松濤弘道著	220 元
16.	活人禪	平田精耕著	120 元
17.	坐禪入門	柯素娥編譯	150 元
18.	現代禪悟	柯素娥編譯	130 元
19.	道元禪師語錄	心靈雅集編譯組	130 元
20.	佛學經典指南	心靈雅集編譯組	130 元
21.	何謂「生」阿含經	心靈雅集編譯組	150 元
22.	一切皆空　般若心經	心靈雅集編譯組	180 元
23.	超越迷惘　法句經	心靈雅集編譯組	130 元
24.	開拓宇宙觀　華嚴經	心靈雅集編譯組	180 元
25.	真實之道　法華經	心靈雅集編譯組	130 元
26.	自由自在　涅槃經	心靈雅集編譯組	130 元
27.	沈默的教示　維摩經	心靈雅集編譯組	150 元
28.	開通心眼　佛語佛戒	心靈雅集編譯組	130 元
29.	揭秘寶庫　密教經典	心靈雅集編譯組	180 元
30.	坐禪與養生	廖松濤譯	110 元
31.	釋尊十戒	柯素娥編譯	120 元
32.	佛法與神通	劉欣如編著	120 元

33. 悟（正法眼藏的世界）	柯素娥編譯	120 元
34. 只管打坐	劉欣如編著	120 元
35. 喬答摩・佛陀傳	劉欣如編著	120 元
36. 唐玄奘留學記	劉欣如編著	120 元
37. 佛教的人生觀	劉欣如編譯	110 元
38. 無門關(上卷)	心靈雅集編譯組	150 元
39. 無門關(下卷)	心靈雅集編譯組	150 元
40. 業的思想	劉欣如編著	130 元
41. 佛法難學嗎	劉欣如著	140 元
42. 佛法實用嗎	劉欣如著	140 元
43. 佛法殊勝嗎	劉欣如著	140 元
44. 因果報應法則	李常傳編	180 元
45. 佛教醫學的奧秘	劉欣如編著	150 元
46. 紅塵絕唱	海　若著	130 元
47. 佛教生活風情	洪丕謨、姜玉珍著	220 元
48. 行住坐臥有佛法	劉欣如著	160 元
49. 起心動念是佛法	劉欣如著	160 元
50. 四字禪語	曹洞宗青年會	200 元
51. 妙法蓮華經	劉欣如編著	160 元
52. 根本佛教與大乘佛教	葉作森編	180 元
53. 大乘佛經	定方晟著	180 元
54. 須彌山與極樂世界	定方晟著	180 元
55. 阿闍世的悟道	定方晟著	180 元
56. 金剛經的生活智慧	劉欣如著	180 元
57. 佛教與儒教	劉欣如編譯	180 元
58. 佛教史入門	劉欣如編譯	180 元
59. 印度佛教思想史	劉欣如編譯	200 元
60. 佛教與女姓	劉欣如編譯	180 元
61. 禪與人生	洪丕謨主編	260 元

・經 營 管 理・電腦編號 01

◎ 創新經營管理六十六大計(精)	蔡弘文編	780 元
1. 如何獲取生意情報	蘇燕謀譯	110 元
2. 經濟常識問答	蘇燕謀譯	130 元
4. 台灣商戰風雲錄	陳中雄著	120 元
5. 推銷大王秘錄	原一平著	180 元
6. 新創意・賺大錢	王家成譯	90 元
7. 工廠管理新手法	琪　輝著	120 元
10. 美國實業 24 小時	柯順隆譯	80 元
11. 撼動人心的推銷法	原一平著	150 元
12. 高竿經營法	蔡弘文編	120 元
13. 如何掌握顧客	柯順隆譯	150 元
17. 一流的管理	蔡弘文編	150 元

18. 外國人看中韓經濟	劉華亭譯	150元
20. 突破商場人際學	林振輝編著	90元
22. 如何使女人打開錢包	林振輝編著	100元
24. 小公司經營策略	王嘉誠著	160元
25. 成功的會議技巧	鐘文訓編譯	100元
26. 新時代老闆學	黃柏松編著	100元
27. 如何創造商場智囊團	林振輝編譯	150元
28. 十分鐘推銷術	林振輝編譯	180元
29. 五分鐘育才	黃柏松編譯	100元
33. 自我經濟學	廖松濤編譯	100元
34. 一流的經營	陶田生編著	120元
35. 女性職員管理術	王昭國編譯	120元
36. ＩＢＭ的人事管理	鐘文訓編譯	150元
37. 現代電腦常識	王昭國編譯	150元
38. 電腦管理的危機	鐘文訓編譯	120元
39. 如何發揮廣告效果	王昭國編譯	150元
40. 最新管理技巧	王昭國編譯	150元
41. 一流推銷術	廖松濤編譯	150元
42. 包裝與促銷技巧	王昭國編譯	130元
43. 企業王國指揮塔	松下幸之助著	120元
44. 企業精銳兵團	松下幸之助著	120元
45. 企業人事管理	松下幸之助著	100元
46. 華僑經商致富術	廖松濤編譯	130元
47. 豐田式銷售技巧	廖松濤編譯	180元
48. 如何掌握銷售技巧	王昭國編著	130元
50. 洞燭機先的經營	鐘文訓編譯	150元
52. 新世紀的服務業	鐘文訓編譯	100元
53. 成功的領導者	廖松濤編譯	120元
54. 女推銷員成功術	李玉瓊編譯	130元
55. ＩＢＭ人才培育術	鐘文訓編譯	100元
56. 企業人自我突破法	黃琪輝編著	150元
58. 財富開發術	蔡弘文編著	130元
59. 成功的店舖設計	鐘文訓編著	150元
61. 企管回春法	蔡弘文編著	130元
62. 小企業經營指南	鐘文訓編譯	100元
63. 商場致勝名言	鐘文訓編譯	150元
64. 迎接商業新時代	廖松濤編譯	100元
66. 新手股票投資入門	何朝乾編著	200元
67. 上揚股與下跌股	何朝乾編譯	180元
68. 股票速成學	何朝乾編譯	200元
69. 理財與股票投資策略	黃俊豪編著	180元
70. 黃金投資策略	黃俊豪編著	180元
71. 厚黑管理學	廖松濤編譯	180元
72. 股市致勝格言	呂梅莎編譯	180元

73. 透視西武集團	林谷燁編譯	150 元
76. 巡迴行銷術	陳蒼杰譯	150 元
77. 推銷的魔術	王嘉誠譯	120 元
78. 60 秒指導部屬	周蓮芬編譯	150 元
79. 精銳女推銷員特訓	李玉瓊編譯	130 元
80. 企劃、提案、報告圖表的技巧	鄭汶譯	180 元
81. 海外不動產投資	許達守編譯	150 元
82. 八百伴的世界策略	李玉瓊譯	150 元
83. 服務業品質管理	吳宜芬譯	180 元
84. 零庫存銷售	黃東謙編譯	150 元
85. 三分鐘推銷管理	劉名揚編譯	150 元
86. 推銷大王奮鬥史	原一平著	150 元
87. 豐田汽車的生產管理	林谷燁編譯	150 元

・成 功 寶 庫・電腦編號 02

1. 上班族交際術	江森滋著	100 元
2. 拍馬屁訣竅	廖玉山編譯	110 元
4. 聽話的藝術	歐陽輝編譯	110 元
9. 求職轉業成功術	陳義編著	110 元
10. 上班族禮儀	廖玉山編著	120 元
11. 接近心理學	李玉瓊編著	100 元
12. 創造自信的新人生	廖松濤編著	120 元
15. 神奇瞬間瞑想法	廖松濤編譯	100 元
16. 人生成功之鑰	楊意苓編著	150 元
19. 給企業人的諍言	鐘文訓編著	120 元
20. 企業家自律訓練法	陳義編譯	100 元
21. 上班族妖怪學	廖松濤編著	100 元
22. 猶太人縱橫世界的奇蹟	孟佑政編著	110 元
25. 你是上班族中強者	嚴思圖編著	100 元
30. 成功頓悟 100 則	蕭京凌編譯	130 元
32. 知性幽默	李玉瓊編譯	130 元
33. 熟記對方絕招	黃靜香編譯	100 元
37. 察言觀色的技巧	劉華亭編著	180 元
38. 一流領導力	施義彥編譯	120 元
40. 30 秒鐘推銷術	廖松濤編譯	150 元
41. 猶太成功商法	周蓮芬編譯	120 元
42. 尖端時代行銷策略	陳蒼杰編著	100 元
43. 顧客管理學	廖松濤編著	100 元
44. 如何使對方說 Yes	程羲編著	150 元
47. 上班族口才學	楊鴻儒譯	120 元
48. 上班族新鮮人須知	程羲編著	120 元
49. 如何左右逢源	程羲編著	130 元
50. 語言的心理戰	多湖輝著	130 元

55. 性惡企業管理學	陳蒼杰譯	130元
56. 自我啟發200招	楊鴻儒編著	150元
57. 做個傑出女職員	劉名揚編著	130元
58. 靈活的集團營運術	楊鴻儒編著	120元
60. 個案研究活用法	楊鴻儒編著	130元
61. 企業教育訓練遊戲	楊鴻儒編著	120元
62. 管理者的智慧	程義編譯	130元
63. 做個佼佼管理者	馬筱莉編譯	130元
67. 活用禪學於企業	柯素娥編譯	130元
69. 幽默詭辯術	廖玉山編譯	150元
70. 拿破崙智慧箴言	柯素娥編譯	130元
71. 自我培育・超越	蕭京凌編譯	150元
74. 時間即一切	沈永嘉編譯	130元
75. 自我脫胎換骨	柯素娥譯	150元
76. 贏在起跑點　人才培育鐵則	楊鴻儒編譯	150元
77. 做一枚活棋	李玉瓊編譯	130元
78. 面試成功戰略	柯素娥編譯	130元
81. 瞬間攻破心防法	廖玉山編譯	120元
82. 改變一生的名言	李玉瓊編譯	130元
83. 性格性向創前程	楊鴻儒編譯	130元
84. 訪問行銷新竅門	廖玉山編譯	150元
85. 無所不達的推銷話術	李玉瓊編譯	150元

・處　世　智　慧・電腦編號03

1. 如何改變你自己	陸明編譯	120元
6. 靈感成功術	譚繼山編譯	80元
8. 扭轉一生的五分鐘	黃柏松編譯	100元
10. 現代人的詭計	林振輝譯	100元
13. 口才必勝術	黃柏松編譯	120元
14. 女性的智慧	譚繼山編譯	90元
16. 人生的體驗	陸明編譯	80元
18. 幽默吹牛術	金子登著	90元
19. 攻心說服術	多湖輝著	100元
24. 慧心良言	亦奇著	80元
25. 名家慧語	蔡逸鴻主編	90元
28. 如何發揮你的潛能	陸明編譯	90元
29. 女人身態語言學	李常傳譯	130元
30. 摸透女人心	張文志譯	90元
32. 給女人的悄悄話	妮倩編譯	90元
34. 如何開拓快樂人生	陸明編譯	90元
36. 成功的捷徑	鐘文訓譯	70元
37. 幽默逗笑術	林振輝著	120元
38. 活用血型讀書法	陳炳崑譯	80元

39. 心　燈	葉于模著	100 元
40. 當心受騙	林顯茂譯	90 元
41. 心・體・命運	蘇燕謀譯	70 元
43. 宮本武藏五輪書金言錄	宮本武藏著	100 元
47. 成熟的愛	林振輝譯	120 元
48. 現代女性駕馭術	蔡德華著	90 元
49. 禁忌遊戲	酒井潔著	90 元
52. 摸透男人心	劉華亭編譯	80 元
53. 如何達成願望	謝世輝著	90 元
54. 創造奇蹟的「想念法」	謝世輝著	90 元
55. 創造成功奇蹟	謝世輝著	90 元
57. 幻想與成功	廖松濤譯	80 元
58. 反派角色的啟示	廖松濤編譯	70 元
59. 現代女性須知	劉華亭編著	75 元
62. 如何突破內向	姜倩怡編譯	110 元
64. 讀心術入門	王家成編譯	100 元
65. 如何解除內心壓力	林美羽編著	110 元
66. 取信於人的技巧	多湖輝著	110 元
68. 自我能力的開拓	卓一凡編著	110 元
70. 縱橫交涉術	嚴思圖編著	90 元
71. 如何培養妳的魅力	劉文珊編著	90 元
75. 個性膽怯者的成功術	廖松濤編譯	100 元
76. 人性的光輝	文可式編著	90 元
79. 培養靈敏頭腦秘訣	廖玉山編著	90 元
80. 夜晚心理術	鄭秀美編譯	80 元
81. 如何做個成熟的女性	李玉瓊編著	80 元
82. 現代女性成功術	劉文珊編著	90 元
83. 成功說話技巧	梁惠珠編譯	100 元
84. 人生的真諦	鐘文訓編譯	100 元
85. 妳是人見人愛的女孩	廖松濤編著	120 元
87. 指尖・頭腦體操	蕭京凌編譯	90 元
88. 電話應對禮儀	蕭京凌編著	120 元
89. 自我表現的威力	廖松濤編譯	100 元
90. 名人名語啟示錄	喬家楓編著	100 元
91. 男與女的哲思	程鐘梅編譯	110 元
92. 靈思慧語	牧風著	110 元
93. 心靈夜語	牧風著	100 元
94. 激盪腦力訓練	廖松濤編譯	100 元
95. 三分鐘頭腦活性法	廖玉山編譯	110 元
96. 星期一的智慧	廖玉山編譯	100 元
97. 溝通說服術	賴文琇編譯	100 元

・健康與美容・電腦編號 04

3. 媚酒傳（中國王朝秘酒）	陸明主編	120 元
5. 中國回春健康術	蔡一藩著	100 元
6. 奇蹟的斷食療法	蘇燕謀譯	130 元
8. 健美食物法	陳炳崑譯	120 元
9. 驚異的漢方療法	唐龍編著	90 元
10. 不老強精食	唐龍編著	100 元
12. 五分鐘跳繩健身法	蘇明達譯	100 元
13. 睡眠健康法	王家成譯	80 元
14. 你就是名醫	張芳明譯	90 元
19. 釋迦長壽健康法	譚繼山譯	90 元
20. 腳部按摩健康法	譚繼山譯	120 元
21. 自律健康法	蘇明達譯	90 元
23. 身心保健座右銘	張仁福著	160 元
24. 腦中風家庭看護與運動治療	林振輝譯	100 元
25. 秘傳醫學人相術	成玉主編	120 元
26. 導引術入門(1)治療慢性病	成玉主編	110 元
27. 導引術入門(2)健康・美容	成玉主編	110 元
28. 導引術入門(3)身心健康法	成玉主編	110 元
29. 妙用靈藥・蘆薈	李常傳譯	150 元
30. 萬病回春百科	吳通華著	150 元
31. 初次懷孕的 10 個月	成玉編譯	130 元
32. 中國秘傳氣功治百病	陳炳崑編譯	130 元
35. 仙人長生不老學	陸明編譯	100 元
36. 釋迦秘傳米粒刺激法	鐘文訓譯	120 元
37. 痔・治療與預防	陸明編譯	130 元
38. 自我防身絕技	陳炳崑編譯	120 元
39. 運動不足時疲勞消除法	廖松濤譯	110 元
40. 三溫暖健康法	鐘文訓編譯	90 元
43. 維他命與健康	鐘文訓譯	150 元
45. 森林浴一綠的健康法	劉華亭編譯	80 元
47. 導引術入門(4)酒浴健康法	成玉主編	90 元
48. 導引術入門(5)不老回春法	成玉主編	90 元
49. 山白竹（劍竹）健康法	鐘文訓譯	90 元
50. 解救你的心臟	鐘文訓編譯	100 元
52. 超人氣功法	陸明編譯	110 元
54. 借力的奇蹟(1)	力拔山著	100 元
55. 借力的奇蹟(2)	力拔山著	100 元
56. 五分鐘小睡健康法	呂添發撰	120 元
59. 艾草健康法	張汝明編譯	90 元
60. 一分鐘健康診斷	蕭京凌編譯	90 元
61. 念術入門	黃靜香編譯	90 元

62. 念術健康法	黃靜香編譯	90元
63. 健身回春法	梁惠珠編譯	100元
64. 姿勢養生法	黃秀娟編譯	90元
65. 仙人瞑想法	鐘文訓譯	120元
66. 人蔘的神效	林慶旺譯	100元
67. 奇穴治百病	吳通華著	120元
68. 中國傳統健康法	靳海東著	100元
71. 酵素健康法	楊皓編譯	120元
73. 腰痛預防與治療	五味雅吉著	130元
74. 如何預防心臟病・腦中風	譚定長等著	100元
75. 少女的生理秘密	蕭京凌譯	120元
76. 頭部按摩與針灸	楊鴻儒譯	100元
77. 雙極療術入門	林聖道著	100元
78. 氣功自療法	梁景蓮著	120元
79. 大蒜健康法	李玉瓊編譯	120元
81. 健胸美容秘訣	黃靜香譯	120元
82. 鍺奇蹟療效	林宏儒譯	120元
83. 三分鐘健身運動	廖玉山譯	120元
84. 尿療法的奇蹟	廖玉山譯	120元
85. 神奇的聚積療法	廖玉山譯	120元
86. 預防運動傷害伸展體操	楊鴻儒編譯	120元
88. 五日就能改變你	柯素娥譯	110元
89. 三分鐘氣功健康法	陳美華譯	120元
91. 道家氣功術	早島正雄著	130元
92. 氣功減肥術	早島正雄著	120元
93. 超能力氣功法	柯素娥譯	130元
94. 氣的瞑想法	早島正雄著	120元

・家 庭／生 活・電腦編號05

1. 單身女郎生活經驗談	廖玉山編著	100元
2. 血型・人際關係	黃靜編著	120元
3. 血型・妻子	黃靜編著	110元
4. 血型・丈夫	廖玉山編譯	130元
5. 血型・升學考試	沈永嘉編譯	120元
6. 血型・臉型・愛情	鐘文訓編譯	120元
7. 現代社交須知	廖松濤編譯	100元
8. 簡易家庭按摩	鐘文訓編譯	150元
9. 圖解家庭看護	廖玉山編譯	120元
10. 生男育女隨心所欲	岡正基編著	160元
11. 家庭急救治療法	鐘文訓編著	100元
12. 新孕婦體操	林曉鐘譯	120元
13. 從食物改變個性	廖玉山編譯	100元
14. 藥草的自然療法	東城百合子著	200元

15. 糙米菜食與健康料理	東城百合子著	180元
16. 現代人的婚姻危機	黃靜編著	90元
17. 親子遊戲　0歲	林慶旺編譯	100元
18. 親子遊戲　1～2歲	林慶旺編譯	110元
19. 親子遊戲　3歲	林慶旺編譯	100元
20. 女性醫學新知	林曉鐘編譯	180元
21. 媽媽與嬰兒	張汝明編譯	180元
22. 生活智慧百科	黃靜編譯	100元
23. 手相・健康・你	林曉鐘編譯	120元
24. 菜食與健康	張汝明編譯	110元
25. 家庭素食料理	陳東達著	140元
26. 性能力活用秘法	米開・尼里著	150元
27. 兩性之間	林慶旺編譯	120元
28. 性感經穴健康法	蕭京凌編譯	150元
29. 幼兒推拿健康法	蕭京凌編譯	100元
30. 談中國料理	丁秀山編著	100元
31. 舌技入門	增田豐著	160元
32. 預防癌症的飲食法	黃靜香編譯	150元
33. 性與健康寶典	黃靜香編譯	180元
34. 正確避孕法	蕭京凌編譯	180元
35. 吃的更漂亮美容食譜	楊萬里著	120元
36. 圖解交際舞速成	鐘文訓編譯	150元
37. 觀相導引術	沈永嘉譯	130元
38. 初為人母12個月	陳義譯	180元
39. 圖解麻將入門	顧安行編譯	180元
40. 麻將必勝秘訣	石利夫編譯	180元
41. 女性一生與漢方	蕭京凌編譯	100元
42. 家電的使用與修護	鐘文訓編譯	160元
43. 錯誤的家庭醫療法	鐘文訓編譯	100元
44. 簡易防身術	陳慧珍編譯	150元
45. 茶健康法	鐘文訓編譯	130元
46. 雞尾酒大全	劉雪卿譯	180元
47. 生活的藝術	沈永嘉編著	120元
48. 雜草雜果健康法	沈永嘉編著	120元
49. 如何選擇理想妻子	荒谷慈著	110元
50. 如何選擇理想丈夫	荒谷慈著	110元
51. 中國食與性的智慧	根本光人著	150元
52. 開運法話	陳宏男譯	100元
53. 禪語經典＜上＞	平田精耕著	150元
54. 禪語經典＜下＞	平田精耕著	150元
55. 手掌按摩健康法	鐘文訓譯	180元
56. 腳底按摩健康法	鐘文訓譯	180元
57. 仙道運氣健身法	李玉瓊譯	150元
58. 健心、健體呼吸法	蕭京凌譯	120元

國家圖書館出版品預行編目資料

飲料健康法／白鳥早奈英著，沈永嘉譯
－初版－臺北市，大展，民 87
面；21 公分－（健康天地；93）
譯自：飲みもの健康法
ISBN 957-557-874-0（平裝）
1. 飲料　2. 健康法
411.4　　87012383

飲料健康法　ISBN 957-557-874-0

著　　者／白鳥早奈英
編 譯 者／沈　永　嘉
發 行 人／蔡　森　明
出 版 者／大展出版社有限公司
社　　址／台北市北投區（石牌）致遠一路 2 段 12 巷 1 號
電　　話／(02) 28236031・28236033
傳　　真／(02) 28272069
郵政劃撥／0166955—1
登 記 證／局版臺業字第 2171 號
承 印 者／高星企業有限公司
裝　　訂／日新裝訂所
排 版 者／千兵企業有限公司
電　　話／(02) 28812643
初版 1 刷／1998 年（民 87 年） 9 月

定　　價／180 元

●本書若有破損、缺頁敬請寄回本社更換●